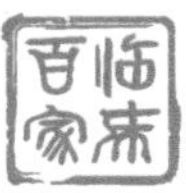

中国医学临床百家·病例精解

首都医科大学附属北京地坛医院

感染性疾病合并肿瘤

病例精解

金荣华 ◎ 总主编

陈京龙　李常青 ◎ 主　编

科学技术文献出版社
SCIENTIFIC AND TECHNICAL DOCUMENTATION PRESS
·北京·

图书在版编目（CIP）数据

首都医科大学附属北京地坛医院感染性疾病合并肿瘤病例精解 / 陈京龙，李常青主编. —北京：科学技术文献出版社，2024.3

ISBN 978-7-5235-1174-9

Ⅰ. ①首… Ⅱ. ①陈… ②李… Ⅲ. ①肿瘤—感染—病案 Ⅳ. ① R73

中国国家版本馆 CIP 数据核字（2024）第 029037 号

首都医科大学附属北京地坛医院感染性疾病合并肿瘤病例精解

策划编辑：蔡　霞　　责任编辑：帅莎莎　　责任校对：张　微　　责任出版：张志平

出 版 者　科学技术文献出版社
地　　址　北京市复兴路15号　邮编 100038
编 务 部　（010）58882938，58882087（传真）
发 行 部　（010）58882868，58882870（传真）
邮 购 部　（010）58882873
官方网址　www.stdp.com.cn
发 行 者　科学技术文献出版社发行　全国各地新华书店经销
印 刷 者　北京虎彩文化传播有限公司
版　　次　2024 年 3 月第 1 版　2024 年 3 月第 1 次印刷
开　　本　787×1092　1/16
字　　数　145千
印　　张　13.25
书　　号　ISBN 978-7-5235-1174-9
定　　价　118.00元

首都医科大学附属北京地坛医院病例精解

编委会

总 主 编 金荣华

副 主 编 陈效友 杨志云 李 鑫 蒲 琳

学术顾问 范小玲 郭利民 李兴旺 刘 庄 孙静媛 王融冰 赵玉千

编 委 （按姓氏笔画排序）

王 宇 王 鹏 王宪波 王彩英 牛少宁
毛菲菲 冯恩山 邢卉春 伦文辉 向 攀
刘庆军 刘景院 关春爽 江宇泳 孙挥宇
纪世琪 李 丽 李 坪 李常青 李新刚
杨学平 吴 焱 吴其明 宋毓青 张 伟
张 瑶 陈志海 陈京龙 周新刚 庞 琳
赵红心 赵昌松 郜桂菊 段雪飞 黄宇明
蒋 力 程 灏 谢 尧 谢 雯 谢汝明

首都医科大学附属北京地坛医院
感染性疾病合并肿瘤
病例精解

编委会

主　编　陈京龙　李常青

副主编　郭　江　李文东　孙　巍

编　委（按姓氏笔画排序）

丁晓燕　于明华　申燕军　成　龙　刘晓民

许雅文　孙莎莎　李　莉　李洪璐　赵文鹏

赵青芳　段又佳　侯晓朴　郭晓笛　蔡　亮

滕　颖　魏建莹

秘　书　成　龙

主编简介

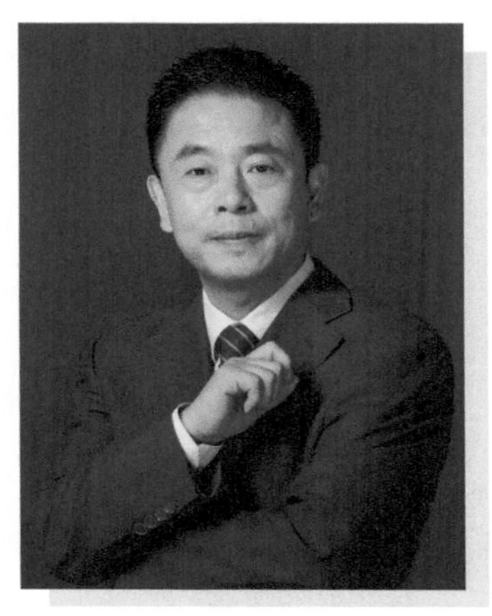

陈京龙

主任医师，副教授，硕士研究生导师。现任首都医科大学附属北京地坛医院肿瘤内科主任。从事传染病工作 20 余年，肿瘤诊疗工作 13 年，主要研究方向是病毒相关性肿瘤、肿瘤微创治疗。获得 2011 年吴阶平医学基金会临床科研专项资助基金，被评为 2013 年北京大学医学部优秀教师。现任中国研究型医院学会肝病专业委员会常务委员，中关村肿瘤微创治疗产业技术创新战略联盟中西医结合微创专委会常务委员，首都医科大学肿瘤学系系务委员会委员，首都卫生发展科研专项专家库成员，北京市高级专业技术职务任职资格评审专家等。

主编简介

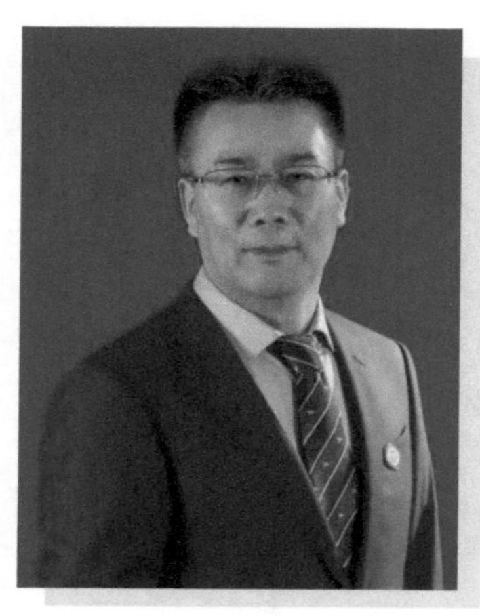

李常青

主任医师，知名专家。现任首都医科大学附属北京地坛医院肿瘤介入科主任。1988 年毕业后在首都医科大学附属北京地坛医院从事临床工作，2000 年 12 月在奥地利萨兹堡 S.John 中心医院介入放射科作为访问学者，2006 年被选派到澳大利亚墨尔本大学 Austin 医院深造。其主要研究方向是肿瘤微创介入治疗、门静脉高压介入治疗及肝癌合并门静脉癌栓双介入治疗。30 余年来，用介入、消融、经颈静脉肝内门体静脉分流术等技术治疗肝胆肿瘤和肝硬化患者 12 000 余例，积累了丰富的经验。现任北京肿瘤学会介入专业委员会委员，北京中西医结合学会肿瘤专业委员会委员。

序 言

疾病诊疗过程，如同胚胎发育过程，在临床实践的动态变化中孕育、萌发、生长和长成。这一过程需要逻辑思维和临床推理，充满了趣味和挑战。临床医生必须知道如何依据基础病理生理学知识来优先选择检查项目并评估获得的信息，向患者提供安全、可靠和有效的诊疗。

患者诊疗问题的解决，一方面，离不开医生与患者面对面的沟通交流；另一方面，在以上基础上进行临床推理（涉及可清晰描述的、可识别的和可重复的若干项启发性策略），这一过程包括最初设想的形成、一种或多种假设的产生、问诊策略的进一步扩展或优化，以及适当临床技能的应用，最终找到病症所在。

以案为思，以案促诊。“首都医科大学附属北京地坛医院病例精解”丛书中的每个病例都按照病历摘要、病例分析和病例点评进行编写。读者从中可以了解到在获得病史、体格检查信息后，辅助检查项目和诊断措施在每个病例完整资料库的构建中各自所起的作用和相对的价值。弄清主诉的细节，决定哪些部位和功能需要检查，评估所得到的信息，并决定还需要做些什么。书中也有部分疑难病例给出了大量的病症确诊技术应用实例，而这些技术正是临床医生应该带入临床思维活动中并学会选择的。病例分析和病例点评呈现的是临床医生的逻辑思维与积累的临床经验的融合及应用，也包括新技术的应用和对疾病的新认知，鼓励读者在阅读每个案例后提出自己的逻辑推理，然后与编者的逻辑相比较，以便提升自己的诊疗技能，尽可能避免使用不必要的诊断措施。

“地坛人”与传染病和感染性疾病的斗争历经 76 载风雨，医院由单一的传染病科发展成为集防、治、保、康为一体的大型综合医院，以治疗与感染和传染相关的急、慢性疾病为鲜明特点，在临床诊疗中积累了丰富的病例资源。本丛书各分册编委会结合感染性疾病和本学科疾病谱特点，力争展现在诊疗中如何获得并处理患者信息，正确使用临床诊断技巧，得出合理、可信的诊断结论，制订诊疗计划，关注患者结局，提升患者就医体验和减轻患者疾病负担。以丛书形式出版旨在体现临床学科特点，与广大同人分享宝贵经验，拓展临床思维，提升诊疗水平，惠及更多的患者。

本丛书的编写凝聚了首都医科大学附属北京地坛医院专家们的智慧，得到了密切合作的兄弟医院专家们的大力支持与帮助，在此表示衷心的感谢。由于近年来工程科学与计算和信息科学进一步结合，推动了生命科学和生物技术的发展，新技术、新材料、新方法不断涌现，加之临床思维又是一个不断精进的过程，而我们也受知识所限，书中若有不足之处，诚望同人批评指正。

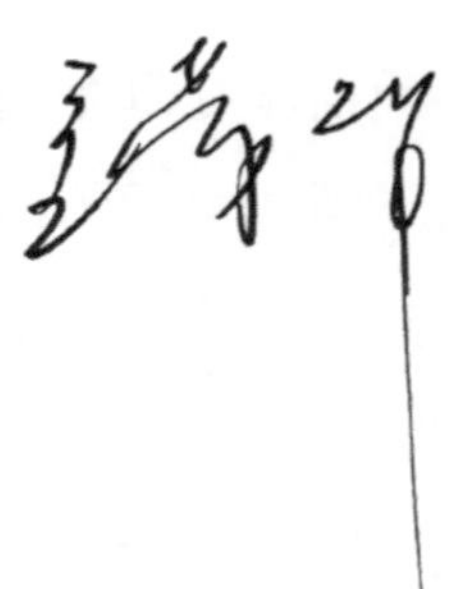

2023 年 12 月于北京

前 言

结合我院作为传染病专科医院的特点，本肿瘤病例分册主要介绍肝脏恶性肿瘤和合并传染病的其他恶性肿瘤，其中以原发性肝癌最多见。原发性肝癌是目前我国第四位常见的恶性肿瘤及第二位肿瘤致死病因，严重威胁我国人民的生命和健康。通过甲胎蛋白和超声检查对肝癌高危人群进行筛查，有助于早期发现肝癌，早期诊断和早期治疗。遗憾的是，我国原发性肝癌确诊时 70% ～ 80% 的患者已为中晚期。

本书呈现给大家的一些病例，是基于我国原发性肝癌诊疗规范、诊疗指南或高级别循证医学证据，通过多学科综合诊疗模式，采用外科手术、肝动脉化疗栓塞术（transcatheter arterial chemoembolization，TACE）、局部消融、分子靶向药物、免疫检查点抑制剂、抗病毒药物、保肝药物等一系列多学科综合治疗手段，针对肝癌的不同分期、不同阶段和患者的具体情况采取个体化治疗，最大限度地控制肿瘤，提高疗效，减少、防治并发症或不良反应，对患者全程管理，力争使患者能活得“更长”、活得“更好”。在追求综合治疗疗效的同时，我们也提供了一些免疫检查点抑制剂使用后出现免疫性心肌炎、免疫性肺炎等并发症的处理方法。

目前公认的原发性肝癌的根治手段有外科手术切除、肝移植、消融治疗。外科切除虽然被认为是肝癌的首选治疗方法，但创伤较大、切除率较低；肝移植疗效确切，但受创伤大、费用高、肝源缺乏等因素的限制，很少肝癌患者能够获得肝移植的机会。近年来，肿瘤消融技术在原发性肝癌的治疗中得到了广泛的应用，已经取得了与外科切除、肝移植相当的治疗效果。根据 2020 年肝癌射频 / 微波消融治疗专家共识，该技术主要适用于单发肿瘤，最大直径≤ 5 cm；或肿瘤数目≤ 3 个，最大直径≤ 3 cm；无脉管癌栓、邻近器官侵犯；肝功能 Child-Pugh A/B 级，或经过内科治疗后达到该标准。符合以上标准的原发性肝癌经过射频或微波消融治疗可以获得根治性的治疗效果。位于肝被膜下或者突出于肝脏表面，紧邻胆囊、胃肠等空腔脏器；位于肝顶部或者靠近膈肌、心膈角等部位的肿瘤，被认为是高危部位的肿瘤。肝动脉化疗栓塞术联合消融术治疗肝癌，通过 TACE 可以栓塞肝癌的滋养动脉，使肿瘤细胞缺血缺氧，进行消融治疗使得肿瘤实现凝固性坏死，消融技术序贯 TACE 治疗这样的微创治疗方案已经被多个临床试验和真实世界研究所证实。对于这些高危部位肝癌、门静脉癌栓、甲状腺结节等的微波或射频消融术治疗本书也进行了重点展示。另外，对于肝癌合并消化道出血的经颈静脉肝内门体静脉分流术治疗，梗阻性黄疸的胆道支架成形术，肝癌肺转移、盆腔转移、胸膜转移的介入治疗，TACE 术后并发症的介入治疗，本书也提出了很多独到的见解。

本书还收录了几例 HIV 合并胃癌、肛管直肠鳞癌、淋巴瘤成功治疗的病例，一例双重癌（肝癌合并宫颈癌）成功治疗的病例，一例原发性肝癌误诊为直肠癌肝转移的病例，一例原发性肝癌术后低磷疼痛曾怀疑为骨转移的病例，一例甲状腺结节微波消融后并发脓肿的病例等。本书呈现的一些病例有助于临床医生提高认识，积累经验，减少或避免临床误诊、漏诊。

本书的成书凝结了我们团队每一位成员的心血和努力。希望本书能为肿瘤内科和肿瘤介入科的医生带来帮助和启发，为提高我国肿瘤（尤其是肝癌）的诊疗水平尽一份绵薄之力。

陈京龙 李春青

目 录

病例 1 新辅助化疗用于 HIV 感染合并肛管直肠鳞癌一例

病历摘要

【基本信息】

患者，女，48 岁，主因“下腹部胀痛伴排便习惯改变 2 月余”入院。

现病史：患者 2 个多月前无明显诱因出现下腹部胀满疼痛，同时伴有排便习惯改变，大便细、成形，2 ～ 3 天 1 次，伴轻度里急后重，间断恶心，无呕吐，1 个月前就诊于我院，电子结肠镜提示直肠近肛管肿物，质地脆，易出血，病理结果回报提示直肠近肛周鳞癌（中分化），Ki-67 ＞ 90%，PD-1（肿瘤细胞 –，免疫细胞 5%），PD-L1（肿瘤细胞 3%+，免疫细胞 1%+），P40+，P53–，P16–，SMA–，CK20（腺上皮 +）。进一步完善盆腔增强 CT，提示直肠 – 肛

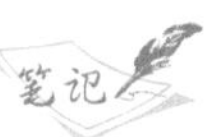

管恶性占位，右侧肛提肌受累可能性大，直肠－肛管癌可能，盆腔少量积液（图 1-1）。胸部平扫 CT 及腹部彩超未见明显异常。结合影像学检查及病理结果，诊断为“肛管直肠鳞癌 cT3N0M0”，开始给予口服安罗替尼 8 mg 每日 1 次联合卡培他滨 1.5 g 每日 2 次，均以连服 2 周停 1 周为 1 个周期。经 1 个周期治疗后患者下腹部胀痛略好转，但仍有排便困难，为求进一步治疗入院。患者自发病以来，精神、睡眠可，饮食量正常，小便量正常，大便改变如上所述，体重近 2 个月下降 5 kg。

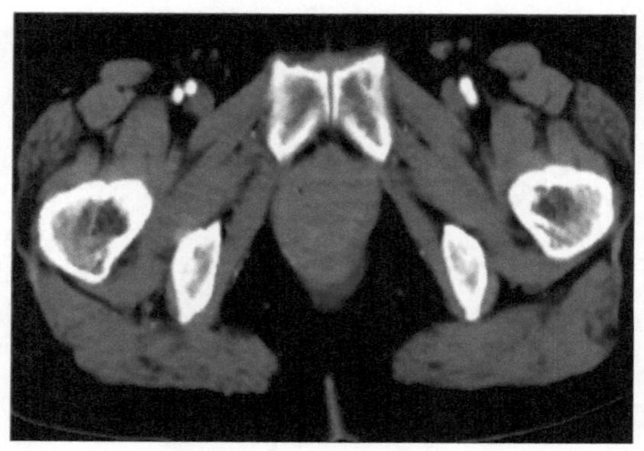

图 1-1 盆腔增强 CT（治疗前）

既往史：HIV 感染史 20 年，应用替诺福韦、拉米夫定、依非韦伦口服抗病毒治疗 5 年（自述 HIV 4 年前转阴）。发现 HCV 抗体阳性 1 余年，未检测病毒载量，未用药。否认药物、食物过敏史，否认输血史，否认手术史。

个人史：否认烟酒等不良嗜好，否认毒品及药物成瘾史，配偶为 HIV 感染者。

【体格检查】

ECOG 评分 1 分，体温 36.6 ℃，脉搏 76 次 / 分，呼吸 18 次 / 分，血压 120/80 mmHg。全身浅表淋巴结无肿大。双肺呼吸音清，未闻及干湿啰音。心律齐，各瓣膜未闻及病理性杂音。腹部饱满，腹软，无压痛，移动性浊音阴性，双下肢无水肿。肛周局部肿胀，可触及外凸肿块，范围 6 cm，无破溃，触痛阳性，活动度差。

【辅助检查】

入院后完善化验，辅助 T 细胞亚群：$CD8^+T$ 细胞 443 个 /μL，$CD4^+T$ 细胞 430 个 /μL；HCV 病毒定量：1.34×10^4 IU/mL；HCV 病毒基因分型：1b 型；HIV 病毒载量：＜ 20 copies/mL。

【诊断】

诊断：肛管直肠鳞癌（cT3N0M0）；HIV 感染；慢性丙型肝炎（以下简称“丙肝”）。

诊断依据：①肛管直肠鳞癌（cT3N0M0）：患者为中年女性，下腹痛伴排便习惯改变 2 个月，合并 HIV 感染，为肛管鳞癌高危人群，查体提示肛周肿物，肠镜检查提示直肠近肛管肿物，病理结果回报提示中分化鳞癌，结合盆腔增强 CT 发现肿物＞ 4 cm，诊断为肛管直肠鳞癌，临床分期 T3N0M0。② HIV 感染：患者 HIV 抗体阳性多年，长期规律抗病毒治疗中，$CD4^+T$ 细胞 430 个 /μL，HIV 病毒载量未检测到，故诊断。③慢性丙肝：患者发现HCV抗体阳性大于半年，HCV RNA 阳性，HCV 病毒基因分型 1b 型，肝功能储备正常，影像学检查无肝硬化表现，故上述诊断明确。

【治疗经过】

入院后复查盆腔增强 CT 提示肛管直肠不均匀低密度影，可见不均匀强化，大小无明显变化，长径 5.3 cm。患者保肛意愿强烈，预期单药氟尿嘧啶疗效差。经我院多学科综合诊疗（multi-disciplinary treatment，MDT）讨论考虑，患者虽有 HIV 感染，但 $CD4^+T$ 细胞水平可，无显著免疫功能低下，建议行新辅助化疗联合免疫治疗。故

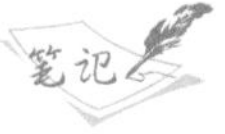

给予 4 个周期的静脉化疗联合免疫治疗，具体方案：紫杉醇（白蛋白结合型）180 mg/m^2 300 mg d1+ 顺铂 60 mg/m^2 30 mg d1 ～ d3+ 信迪利单抗 200 mg d4 q21d；继续 HIV 抗病毒治疗；口服索磷布韦维帕他韦片 1 片，每日 1 次，连服 12 周，治疗慢性 HCV。治疗后复查盆腔增强 CT，提示肿瘤较前缩小，长径为 3.2 cm（图 1-2）。复查肠镜提示直肠下端和肛门部肠道黏膜未见异常肿物。疗效评估为部分缓解（partial response，PR）。不良反应方面：脱发Ⅱ度，白细胞减少Ⅱ度，中性粒细胞减少Ⅲ度，无肝脏、肾脏毒性等。推荐于外院进行放射治疗。

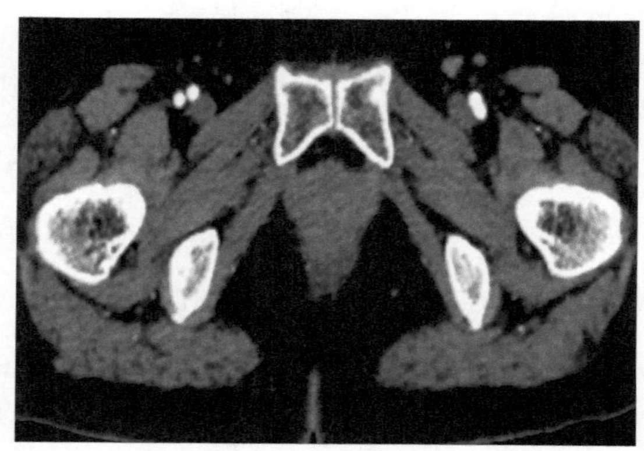

图 1-2　盆腔增强 CT（治疗 4 个月后）

直肠下端肛管团块状病变大小为 4.4 cm × 5.3 cm × 4.5 cm。新辅助化疗后病变缩小，长径为 3.2 cm。

【随访】

患者出院后于外院放疗科行根治性调强放射治疗，具体方案：57.6 Gy/32 f/44 d。患者经上述治疗后腹胀、腹痛消失，排便习惯恢复正常，无便秘，大便每天 1 次，成形，无黏液及脓血，体重较化疗前增加 3 kg。监测 HIV 水平小于最低检出限，CD4$^+$T 细胞 416 个 /μL。HCV RNA 小于最低检出限。

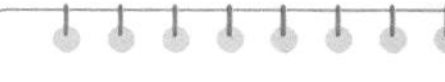

病例分析

肛管鳞癌（anal squamous cell carcinoma，ASCC）是指肛管区域正常鳞状上皮组织原发的癌变，是一种少见的消化道肿瘤。近几十年里ASCC的发病率呈全球性持续增长。ASCC的主要危险因素是HPV感染、男性同性性行为、HIV感染等。HIV发病人数逐年上升，而有效的抗病毒治疗并未减少HIV相关的ASCC的发病率，所以理论上我国合并HIV感染的ASCC发病率应逐年升高。本病早期症状和肛周脓肿或肛瘘类似，如局部疼痛、肛周溢液、局部出血等。我们团队的回顾性研究提示其初诊误诊率为60%，既往Bingmer教授的回顾性研究亦发现其误诊率为57%。本病例患者为中年女性，合并HIV感染，且具有肛管直肠恶性肿瘤的常见症状，如下腹痛伴排便习惯改变，查体提示肛周局部肿块6 cm，电子纤维结肠镜取病理，明确诊断为中分化鳞癌，结合影像学检查，考虑临床分期为T3N0M0，该患者的诊断及时、明确。

我国缺乏针对ASCC合并HIV的治疗指南，目前参照NCCN指南诊治。在指南中，早、中期的一线标准治疗首选同步放化疗（concomitant radiochemotherapy，CRCT），同步化疗方案采用氟尿嘧啶类+丝裂霉素。例如，由欧洲癌症研究与治疗组织牵头的前瞻性研究共纳入103例局部晚期ASCC患者，分别接受CRCT和单纯放疗两种治疗方案。治疗6周后CRCT组的肿瘤完全缓解率明显高于单纯放疗组（80% *vs.*54%，P=0.002）。另一项由英国癌症研究协调委员会的肛管肿瘤试验工作组纳入的585例ASCC患者的研究，同样将患者随机分为上述两组，提示CRCT组3年局部复发率（39% *vs.*61%，$P < 0.001$）和病因相关死亡率（28% *vs.*39%，P=0.02）与

单纯放疗组比显著下降。CRCT使得局部晚期ASCC 5年总生存率高达70%以上。NCCN指南推荐紫杉醇联合铂类为晚期转移性ASCC患者的一线治疗方案。2020年发表在*JCO*的一项Ⅱ期研究提示，紫杉醇联合卡铂和氟尿嘧啶联合顺铂的疾病客观缓解率（objective response rate，ORR）分别为59%（95%可信区间42.1%～74.4%）和57%（95%可信区间39.4%～73.7%）。KEYNOTE-028及NCT02314169小样本的PD-1抑制剂单药研究提示，使用帕博利珠单抗或纳武利尤单抗单药治疗疾病客观缓解率在20%左右。

该患者入院后完善相关检查，参加了MDT讨论，患者保肛意愿强烈，拒绝接受肠道造瘘手术，来院时肠道狭窄症状明显，大便细，排便困难，考虑行CRCT肠道梗阻、穿孔风险大，建议先行静脉化疗联合免疫治疗。第1周期采用卡培他滨联合盐酸安罗替尼疗效欠佳，结合最新的ASCC指南及有关PD-1抑制剂单药治疗晚期ASCC的研究数据，基于患者病理PD-L1表达阳性，使用紫杉醇类联合铂类及PD-1抑制剂，取得较好的疗效，获得了根治性放射治疗的机会，其间不良反应可耐受。以上提示新辅助化疗使得患者获益，避免了肠道造瘘，保留了患者肛门，使其获得了根治性治疗的机会。

陈京龙教授病例点评

合并HIV感染的ASCC发病率低，危险因素相对明确，主要与高危型HIV感染有关，但因早期症状不典型，容易被误诊。有相关症状的HIV感染人群，无论男女，均需尽快获得病理学诊断。我国缺乏针对HIV合并ASCC的诊疗指南，我们结合该病例的特点——局部晚期ASCC，一般情况好，免疫功能低下不明显，入院时有肠道

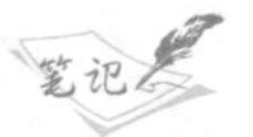

梗阻的先兆症状，恐惧肠道造瘘手术，要求保肛，于 MDT 模式下制定了个体化的诊治方案，即行新辅助化疗联合免疫治疗、序贯根治性放疗。选择白蛋白结合型紫杉醇联合顺铂及 PD-1 抑制剂（信迪利单抗注射液）获得了部分缓解的疗效，且临床症状显著缓解，未造成治疗后 $CD4^{+}T$ 细胞计数显著下降，在 HCV 阳性的基础上未观察到肝脏毒性，进一步提示了化疗联合 PD-1 抑制剂的潜在有效性和安全性。紫杉醇类联合铂类及 PD-1 抑制剂在一般情况较好、无显著免疫功能低下的 ASCC 新辅助化疗领域可能有一定的前景。该病例为个案，谨慎参考。

【参考文献】

1. CLIFFORD G M，GEORGES D，SHIELS M S，et al. A meta-analysis of anal cancer incidence by risk group：toward a unified anal cancer risk scale. International journal of cancer，2021，148（1）：38-47.
2. WANG N，HUANG B，RUAN Y H，et al. Association between stigma towards HIV and MSM and intimate partner violence among newly HIV-diagnosed Chinese men who have sex with men. BMC public health，2020，20（1）：204.
3. BINGMER K，OFSHTEYN A，STEIN S L，et al. Delayed diagnosis of anal cancer. Journal of gastrointestinal surgery，2020，24（1）：212-217.
4. 丁晓燕，孙巍，李勤涛，等 . HIV 感染合并肛管鳞癌患者的临床特征和治疗 . 中国艾滋病性病杂志，2022，28（5）：593-595.
5. 林曜，张鹏，陶凯雄 . 肛管鳞癌诊治研究进展 . 中华结直肠疾病电子杂志，2020，9（5）：433-439.

（丁晓燕　整理）

病例 2 三线卡瑞利珠单抗单药治疗肝细胞肝癌合并门静脉癌栓一例

病历摘要

【基本信息】

患者，男，71 岁，主因“发现 HCV 抗体阳性 10 余年，肝占位 4 余年”收入院。

现病史：患者 10 余年前因乏力、眼黄、尿黄、皮肤轻度黄染，于当地医院就诊发现 HCV 抗体阳性。后至我院门诊就诊，查肝功能：ALT 45.4 U/L，AST 42.6 U/L，TBIL 15.7 μmol/L，CHE 3410 U/L；HCV 病毒定量 5.2×10^4 IU/mL。给予皮下注射重组人干扰素 α2b 注射液 5 MIU 隔日 1 次，联合口服利巴韦林 200 mg 每日 3 次抗病毒治疗 1 年。治疗期间监测 HCV 病毒定量小于最低检出限并维持至停药，后未再检测病毒定量。4 余年前患者在因脑梗

死于外院就诊的过程中发现肝内占位、肝硬化。后至我院普外科就诊，查腹部增强 MRI 提示肝 S2/S3 交界处及肝 S6/S7 交界处多发占位，考虑为恶性病变。遂行全身麻醉下肝左外叶切除 + 肝癌射频消融术（radiofrequency ablation，RFA）。术后病理提示肝占位为中分化肝细胞肝癌（hepatocellular carcinoma，HCC）。术后 3 个月复查腹部增强 MRI 提示肝内多发恶性肿瘤，门静脉癌栓（portal vein tumor thrombus，PVTT）形成，较前进展。先后行 3 次肝动脉化疗栓塞术，并联合口服索拉非尼 200 mg 每日 2 次靶向治疗。肿瘤持续缓慢进展，1 年后将索拉非尼调整为仑伐替尼 8 mg 每日 1 次，持续应用 15 个月，初始疗效评价为病情稳定（stable disease，SD）。4 个多月前行胸部 CT 提示双肺转移瘤，并突发呕血伴黑便，呕血量共约 100 mL，黑便 2 次，共 200 g，无头晕等不适，急诊胃镜检查提示重度食管 – 胃底静脉曲张破裂出血，行胃镜下硬化栓塞治疗，并停用仑伐替尼。为进一步诊疗就诊于我科。患者自发病以来，神志清，精神可，轻度乏力，入院前大小便恢复如常，体重无明显增减。

既往史：冠心病病史 14 年，具体治疗不详，消化道出血前长期口服拜阿司匹林 100 mg 每日 1 次，目前停用。高血压病史 14 年，血压最高 180/115 mmHg，现口服缬沙坦 80 mg 每日 1 次，自述血压控制达标。4 年前患脑梗死，无遗留后遗症。无输血史。

个人史：否认烟酒等不良嗜好，否认毒品及药物成瘾史。

【体格检查】

ECOG 评分 2 分，体温 36.8 ℃，脉搏 78 次 / 分，呼吸 19 次 / 分，血压 136/82 mmHg。肝病面容，肝掌阳性，蜘蛛痣阳性。双肺呼吸音清，未闻及干湿啰音。心律齐，各瓣膜未闻及病理性杂音。腹软，平坦，无压痛，肝、脾肋下未触及，移动性浊音可疑，双下肢无水肿。

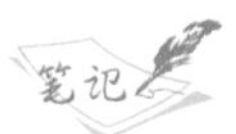

【辅助检查】

入院后完善化验，血常规：WBC 10.47×10^9/L，NE% 56.1%，HGB 81 g/L，PLT 114×10^9/L。肝功能：ALT 24.5 U/L，AST 40.6 U/L，TBIL 61.2 μmol/L，DBIL 20.9 μmol/L，ALB 33.4 g/L。肿瘤标志物：AFP 111.3 ng/mL。HCV RNA 小于最低检出限。

腹部增强 MRI：肝内多发异常强化肿块及结节，考虑恶性，较前片 S7 结节略增大，门静脉癌栓形成，周围强化范围略增大，肝硬化，腹水。

胸部平扫 CT：双肺多发转移瘤，对比前片大部分增大，部分为新发；纵隔多发肿大淋巴结，较前增大。

【诊断】

诊断：肝细胞肝癌（BCLC C 期 /CNLC Ⅲ b 期），门静脉癌栓Ⅲ型，双肺多发转移瘤；丙肝肝硬化失代偿期，腹水；冠心病，高血压病 3 级（很高危），2 型糖尿病，陈旧性脑梗死。

诊断依据：①肝细胞肝癌，门静脉癌栓Ⅲ型，双肺多发转移瘤：患者为老年男性，隐匿起病，丙肝病毒感染背景，为肝癌好发人群。4 年前发现肝脏占位，行手术切除，病理提示为肝细胞肝癌。后监测肿瘤复发，伴门静脉癌栓形成，累及门静脉主干，故为Ⅲ型。双肺多发占位，短期内增大增多，结合病史考虑为转移瘤，诊断明确。患者肝功能 Child-Pugh 评分 9 分，属 B 级，PS 2 分，故为 BCLC C 期 /CNLC Ⅲ b 期。②丙肝肝硬化失代偿期，腹水：患者为老年男性，HCV 抗体阳性大于半年，HCV RNA 阳性，接受干扰素联合利巴韦林治疗后达持续病毒学应答（sustained virologic response，SVR）状态。入院查体示慢性肝炎阳性，腹部影像学检查提示肝脏边缘呈波浪状，出现腹水、食管－胃底静脉曲张破裂出血等肝硬化失代偿期

表现，故诊断明确。③冠心病，高血压病 3 级（很高危），2 型糖尿病，陈旧性脑梗死：既往病史，延续诊断。

【治疗经过】

患者入院前先后给予一线索拉非尼、二线仑伐替尼延缓病情进展，入院后给予保肝、消腹水对症治疗，改善胆汁淤积等情况后，评估患者门静脉高压明显，应用靶向药物再出血风险高，综合考虑后给予三线卡瑞利珠单抗 200 mg 每 3 周 1 次静脉滴注，过程顺利。

【随访】

在免疫治疗第 5 周期、第 9 周期、第 13 周期、第 17 周期、第 21 周期、第 26 周期、第 30 周期后复查腹部增强 MRI 均提示肝脏肿瘤明显缩小，疗效评价为 PR。治疗期间不良反应方面：反应性皮肤毛细血管增生症（reactive cutaneous capillary endothelial proliferation，RCCEP）Ⅰ度。2022 年 8 月 10 日末次随访，AFP 降至 6 ng/mL，随诊至今无进展，无进展生存期（progression free survival，PFS）大于 19 个月，目前持续卡瑞利珠单抗单药治疗。

病例分析

目前，原发性肝癌是我国第 4 位常见恶性肿瘤，以及第 2 位致死肿瘤病因，严重威胁着我国人民的生命健康，其中肝细胞肝癌占到原发性肝癌的 75% ～ 85%。该患者首次发现肝癌后行肝部分切除术，但术后很快复发且出现大血管侵犯、门静脉主干癌栓，巴塞罗那分期 C 期，此时全身治疗为首选的一线治疗，主要包括免疫检查点抑制剂（immune checkpoint inhibitors，ICIs）、酪氨酸激酶抑制剂（tyrosine kinase inhibitors，TKIs）等靶向治疗及全身化疗等。

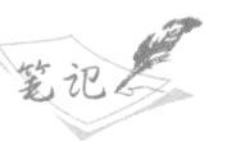

合并门静脉主干癌栓的肝细胞肝癌一直是临床治疗的难点和瓶颈，在仑伐替尼问世之前，索拉非尼是晚期肝癌患者首选的一线标准治疗方案，故我们也选择了应用索拉非尼抗肿瘤治疗，同时联合TACE，以提高治疗的有效率，符合循证医学证据。但患者肿瘤仍缓慢进展，除索拉非尼外，仑伐替尼也被推荐用于不可切除的晚期肝癌患者，REFLECT 全球多中心临床Ⅲ期临床对照研究显示，其生存时间非劣效于索拉非尼，而中位无进展生存期显著优于索拉非尼，疾病进展风险下降 34%。尽管该项研究并未纳入门静脉主干癌栓患者的治疗方案中，但鉴于该患者更改二线治疗前肝功能储备为 Child-Pugh A 级且无消化道出血事件等，所以我们尝试将靶向药物调整为仑伐替尼继续抗肿瘤治疗。仑伐替尼共应用 15 个月，初始疗效稳定，后出现肺部转移瘤、门静脉癌栓加重等肿瘤进展表现，并出现食管 – 胃底静脉曲张破裂出血，故停用了仑伐替尼。近些年，ICIs 在肿瘤治疗领域取得了突破性进展，一项关于既往经治的中国晚期肝癌的Ⅱ期临床研究显示，卡瑞利珠单抗的客观缓解率为 14.7%，6 个月生存率为 74.4%，12 个月生存率为 55.9%，中位总生存期（overall survival，OS）达到 13.8 个月。患者治疗前肝功能储备为 Child-Pugh B 级，结合 NCCN 指南推荐意见，建议应用 ICIs 进行系统治疗。在众多 ICIs 药物中，我们选择了卡瑞利珠单抗单药作为患者的三线治疗方案，并实现了对病情的有效控制和对长期生存的追求。

丁晓燕教授病例点评

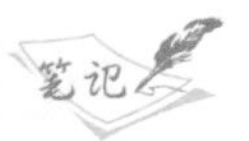

肝细胞肝癌术后复发概率高达 50% 以上，系统性治疗在中晚期

肝癌的治疗过程中发挥着至关重要的作用，能够有效地控制疾病进展，延长患者的生存时间，且改善患者的生活质量。2017 年以来，随着纳武利尤单抗的问世，以 ICIs 为代表的免疫治疗及免疫联合治疗为肝癌患者带来了新的希望。目前卡瑞利珠单抗已被批准用于既往接受过索拉非尼治疗和（或）含奥沙利铂系统化疗的晚期肝癌患者的治疗。此外，替雷利珠单抗、帕博利珠单抗也被批准用于晚期肝癌患者的二线治疗。虽然在目前的临床实践中，ICIs 联合抗血管生成药、ICIs 联合 TKIs 等免疫联合治疗十分普及，但是针对肝功能为 Child-Pugh B 级的晚期肝细胞肝癌治疗选择非常有限，免疫单药是使用索拉非尼后疾病进展的唯一可能选择，该病例也验证了 ICIs 单药治疗中晚期肝细胞肝癌的可能性，遗憾的是未明确治疗有效的标志物。肝癌治疗领域的特点是多学科参与，多种治疗方法联合使用。此患者接受了包括肝切除术、肝动脉化疗栓塞术及系统治疗等多种治疗手段，针对不同的疾病发展阶段选择不同的治疗方式才能使疗效最大化。这提示基于循证医学指导下的个体化精准治疗将是未来肿瘤治疗的方向。

【参考文献】

1. ZHOU M，WANG H，ZENG X，et al. Mortality，morbidity，and risk factors in China and its provinces，1990–2017：a systematic analysis for the Global Burden of Disease Study 2017. Lancet，2019，394（10204）：1145-1158.
2. 中国医师协会肝癌专业委员会 . 肝细胞癌免疫治疗中国专家共识（2021 版）. 中华医学杂志，2021，101（48）：3921-3931.
3. 国家卫生健康委办公厅 . 原发性肝癌诊疗指南（2022 年版）. 临床肝胆病杂志，2022，38（2）：288-303.
4. 施国明，黄晓勇，任正刚，等 . 肝癌免疫检查点抑制剂相关不良反应管理中国专

家共识（2021 版）. 中华消化外科杂志，2021，20（12）：1241-1258.

5. QIN S，REN Z，MENG Z，et al. Camrelizumab in patients with previously treated advanced hepatocellular carcinoma：a multicentre，open-label，parallel-group，randomised，phase 2 trial. Lancet Oncol，2020，21（4）：571-580.

（许雅文 整理）

病例 3 新辅助化疗用于 HIV 感染合并胃癌一例

病历摘要

【基本信息】

患者，男，72 岁，主因“间断黑便、乏力 3 月余”入院。

现病史：患者 3 个多月前口服阿司匹林期间间断出现黑便，成形，量中等，未予以重视。1 个多月前患者常规体检发现血红蛋白 68 g/L，诊断为中度贫血，行全腹增强 CT 提示胃窦区占位，考虑胃窦癌并胃周多发淋巴结转移。进一步完善电子胃镜提示胃窦见一巨大黏膜破坏灶，周围呈环堤状隆起，表面覆盖污秽苔，病灶累及幽门口，胃窦蠕动差，幽门变形，开闭欠佳。于胃窦取 5 块活体组织送病理，质脆，病理提示幽门腺黏膜组织 5 块，其中 2 块组织内可见中分化腺癌浸润。特殊染色结果：W-S（–）。免疫组化结果：

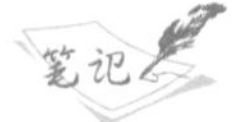

PD-L1[克隆号 E1L3N，肿瘤细胞（–），免疫细胞 5%（+）]，PD-1[肿瘤细胞（–），免疫细胞 3%（+）]，AE1/AE3（+），CK20（–），CK7（+），HER-2（1+），Ki-67（80%+），P53（突变型）。胸部 CT 提示双肺多发结节，双侧腋窝多发肿大淋巴结。因发现 HIV 及梅毒抗体阳性，遂就诊于我院并接受入院治疗。患者自发病以来，精神、饮食、睡眠可，小便如常，便秘，3～4 天排便 1 次，间断出现黑便，体重近半年降低 10 kg 左右。

既往史：脑梗死病史 3 月余，已溶栓，后规律口服阿司匹林及阿托伐他汀，未遗留后遗症，因消化道出血已停用阿司匹林。3 个月前于外院住院期间发现 HIV 抗体阳性，确证试验阳性，目前已开始抗病毒治疗（具体药物未知），同时发现梅毒抗体阳性，已行驱梅治疗。1 个月前因贫血进行成分输血，无输血反应。

个人史：否认烟酒等不良嗜好。

【体格检查】

ECOG 评分 1 分，体温 36.5 ℃，脉搏 74 次 / 分，呼吸 18 次 / 分，血压 118/70 mmHg。浅表淋巴结未触及肿大，皮肤黏膜苍白。双肺呼吸音清，未闻及干湿啰音。心律齐，各瓣膜未闻及病理性杂音。腹部平坦质软，全腹无压痛及反跳痛，肝、脾肋下未触及，移动性浊音阴性，双下肢无水肿。

【辅助检查】

入院后完善化验，血常规：WBC 4.3×10^9/L，NE% 60.90%，RBC 2.81×10^{12}/L，HGB 84 g/L，MCV 95.4 fL，MCHC 313 g/L，PLT 217×10^9/L。肝功能：ALT 18.2 U/L，AST 15.4 U/L，TBIL 5 μmol/L，ALB 33.4 g/L。肿瘤标志物：CEA 40.2 ng/mL，CA199 498.4 U/mL，CA153 6.6 U/mL。辅助 T 细胞亚群：T 细胞 853 个 /μL，$CD8^+$T 细胞

571 个 /μL，$CD4^{+}$T 细胞 308 个 /μL。HIV 病毒载量 29 copies/mL。

【诊断】

诊断：胃中分化腺癌（cT3N1M0）；贫血（中度）；HIV 感染；梅毒；陈旧性脑梗死。

诊断依据：①胃中分化腺癌：患者为老年男性，慢性病程，以便秘、消化道出血、贫血、体重减轻为主要临床表现，查体贫血貌，外院影像学检查提示胃窦区占位并胃周多发淋巴结转移，浸润深度达浆膜，胃窦周围淋巴结转移，无远处转移证据，行胃镜病理提示中分化腺癌，诊断明确，临床分期为 T3N1M0。②贫血（中度）：患者入院血常规提示血红蛋白为 84 g/L，诊断明确。③ HIV 感染：患者 HIV 抗体阳性，确证试验阳性，已开始抗病毒治疗，入院查 HIV 病毒载量 29 copies/mL，诊断明确。④梅毒：梅毒抗体阳性，已行驱梅治疗，诊断明确。⑤陈旧性脑梗死：既往病史，延续诊断。

【治疗经过】

入院后请普外科会诊，考虑患者为胃腺癌，局部淋巴结转移，临床分期 T3N1M0，尚未发现明确远处转移，属局部晚期，建议行术前新辅助化疗。故给予 SOX 方案化疗联合免疫治疗，具体为奥沙利铂 130 mg/m^2 180 mg d1+ 替吉奥 40 mg/m^2 60 mg bid d1 ～ d14+ 替雷利珠单抗 100 mg d2 q21d。不良反应方面：脱发Ⅱ度，白细胞减少Ⅱ度，中性粒细胞减少Ⅲ度。2 个周期后复查腹部 CT 示腹腔转移淋巴结较前增大，评效为 SD（增大）。故更换为下调剂量的 DOS 方案，具体为多西他赛 40 mg/m^2 60 mg d1+ 奥沙利铂 85 mg/m^2 130 mg d1+ 替吉奥 40 mg/m^2 60 mg bid d1 ～ d14 q21d。不良反应方面：脱发Ⅱ度，白细胞减少Ⅱ度，中性粒细胞减少Ⅲ度，血小板减少Ⅰ度。化疗 4 个周期后复查肿瘤标志物：CEA 2.3 ng/mL，CA199 6.5 U/mL。复

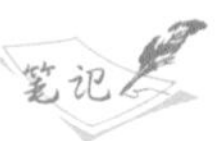

查腹部增强 CT 提示胃窦大弯侧结节及周围淋巴结较前明显缩小，依据 RECIST 1.1 标准疗效评价为 PR。请普外科会诊考虑有胃癌根治手术指征，故转入普外科行全身麻醉下胃癌根治术。术后病理提示肿瘤退缩分级（CSCO 标准）TRG1，退缩良好（单个或小灶癌细胞残留），切缘净，胃周第 1 组至第 15 组淋巴结未见转移，0/21。

【随访】

术后行 DOS 方案辅助化疗 2 个周期，第 2 周期术后辅助化疗期间复查无复发。$CD4^+T$ 细胞 404 个 /μL。

病例分析

在世界范围内，胃癌属于常见的恶性肿瘤，发病率排在所有恶性肿瘤当中的第 5 位，致死率位于第 3，我国也是胃癌高发国家之一。由于早期胃癌的临床症状不明显，加之我国癌症早期筛查的普及率不高，导致多数胃癌患者初次诊断时便已处于进展期。本患者诊断胃癌前无明显不适，仅仅由于服用阿司匹林期间出现消化道出血，从而检查发现胃部肿瘤，发现时便已处于局部进展期。对于局部进展期胃癌，传统的根治性手术联合术后辅助化疗的治疗效果有限，所以目前 NCCN 指南推荐，对于全身状况良好、无远处转移、有潜在可切除病灶且临床分期为 T_2 ～ T_4 的患者建议可先行新辅助化疗。新辅助化疗的优势在于能在一定程度上缩小肿瘤，降低手术分期，提高根治性手术的切除率同时降低手术风险。此外，可以根据患者对术前化疗方案的反应程度进一步指导手术化疗方案的合理化制定。

近些年，自 ICIs 问世以来，免疫治疗已经逐渐改变了全球抗

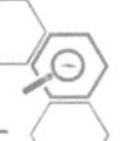

肿瘤治疗的格局，目前 ICIs 已先后在全球范围内获批用于胃癌的三线治疗，而且 ICIs 联合双药化疗已经获批用于晚期胃癌的一线治疗（基于 CheckMate 649 的研究结果），ICIs 在胃癌新辅助化疗中的价值也在探索当中。

根据 CSCO 及 NCCN 指南的推荐，结合具体情况，我们为该患者制定了 2 个周期的 SOX 一线化疗方案联合免疫治疗。由于患者为老年男性，且同时合并 HIV，即使抗肿瘤治疗过程中已经开始抗病毒治疗，但患者 $CD4^{+}T$ 细胞计数仍偏低，化疗风险大，感染风险高，所以我们将奥沙利铂的剂量减少 20%；免疫抑制剂选择了替雷利珠单抗，减量至标准剂量的 50%，即 100 mg。整个化疗过程中密切监测血常规、感染指标及 $CD4^{+}T$ 细胞的变化。化疗 2 个周期后患者复查腹部 CT 评效为 SD（增大），化疗效果不佳。此时我们将化疗方案调整为 DOS 方案，并停用了免疫治疗，由于上述同样的原因，我们再次调整了化疗剂量。化疗 4 个周期后再次复查腹部 CT 提示淋巴结较前缩小，数量减少，评效为 PR。后续患者接受了胃癌根治术。这提示我们即使是合并 HIV 感染的局部晚期胃癌，如果接受有效的新辅助化疗，仍可能获得根治性治疗机会。

丁晓燕教授病例点评

我国有着庞大的 HIV 感染人群，截至 2020 年底，我国报告现存的 HIV 感染患者达到 104.5 万例。研究显示 HIV 感染者中会有 10% ～ 20% 死于肿瘤，但是由于缺乏既定方案及临床经验，缺乏 HIV 感染合并胃癌这类特定人群的治疗指南，只能参照正常人群的治疗方案。ICIs 联合标准化疗在此类人群中的疗效不确定，未让该

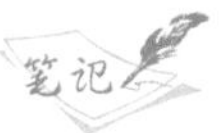

患者获益，原因可能是患者 PD-L1 低表达或 $CD4^+$T 细胞水平较低。在调整剂量的三线化疗作用下患者获得了很好的疗效，进而获得了根治性手术机会。这提示我们合并 HIV 感染人群的胃癌生物学行为可能与正常人群无显著差异。然而，该患者仅为个案，无论是治疗方案的选择、用药剂量的调整，还是药物之间的相互作用，以及抗肿瘤治疗过程的监测，都对临床医生提出了极大的挑战，也提示我们需要更大的样本去验证调整剂量的三药新辅助化疗在合并有 HIV 感染的胃癌患者中的疗效和安全性。

【参考文献】

1. GOEHRINGER F，BONNET F，SALMON D，et al. Causes of death in HIV-infected individuals with immune-virologic success in a national prospective survey. AIDS Res Hum Retroviruses，2017，33（2）：187-193.
2. HE Y，WANG Y，LUAN F，et al. Chinese and global burdens of gastric cancer from 1990 to 2019. Cancer Med，2021，10（10）：3461-3473.
3. WANG Y，LEI X，LIU Z，et al. Short-term outcomes of laparoscopic versus open total gastrectomy after neoadjuvant chemotherapy：a cohort study using the propensity score matching method. J Gastrointest Oncol，2021，12（2）：237-248.
4. 中国临床肿瘤学会指南工作委员会 . 中国临床肿瘤学会（CSCO）胃癌诊疗指南（2021）. 北京：人民卫生出版社，2021，135-141.

（许雅文　整理）

病例 4
肝细胞肝癌伴阿德福韦酯相关性低磷骨软化一例

病历摘要

【基本信息】

患者，女，63 岁，主因“发现 HBsAg 阳性 20 余年，肝占位 3 年，骨痛 10 个月”就诊。

现病史：患者 20 余年前体检发现肝功能异常，具体化验结果不详，自觉无不适，检查提示 HBsAg 阳性，未进一步检查、治疗及随诊。10 余年前自述于当地行腹部彩超提示肝硬化，无不适，肝功能轻度异常，HBV DNA 情况不详，仍未治疗，但开始定期复查。7 年前于当地开始口服阿德福韦酯 10 mg 每日 1 次抗病毒治疗，HBV DNA 基线水平不详，此后定期监测肝功能并维持正常。4 余年前自述体检发现 AFP 930 ng/mL，于当地检查未见异常，但

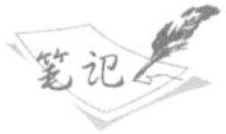

监测 AFP 呈进行性升高，影像学检查未见异常。3 年前开始逐渐出现纳差，进食后腹胀，伴左上腹轻度疼痛，无恶心、呕吐，无腹泻及便秘，2 个月后就诊于我院并住院，查 AFP 2737.8 ng/mL，HBV DNA 小于最低检出限，血磷 0.88 mmol/L，肝功能储备 Child-Pugh A 级；腹部增强 MRI 提示肝左外叶外侧边缘异常强化结节灶，直径 1.4 cm，考虑为恶性病变（图 4-1）。临床诊断为肝细胞肝癌，BCLC 0 期。当时患者因抗拒手术且顾虑手术费用等问题强烈要求行微创治疗，故住院期间先后行 TACE 及 CT 引导下 RFA，术后 AFP 下降，当地动态监测提示 AFP 于术后 3 个月降至最低值 39.1 ng/mL，后开始缓慢反弹，23 个月后反弹至 700.1 ng/mL，同时腹部增强 MRI 提示肝左外叶外缘边缘可见结节样强化（图 4-2）。遂再次就诊于我科，查 HBV DNA 小于最小检出限，血磷 0.67 mmol/L，因患者肿瘤部位位于肝脏边缘，周围存在空腔脏器，完全消融风险高，再次劝说其进行手术治疗，患者经慎重考虑后于 14 个月前行腹腔镜下肝占位切除术，术后病理提示中分化肝细胞肝癌，术前 AFP 最高达 1234.8 ng/mL，术后 1 个月复查 AFP 降至正常水平并长期维持正常。后于当地定期随诊，未见肝内肿瘤复发。10 个月前患者开始出现后背疼痛，后发展至足跟疼痛，性质叙述不详，呈进行性加重，并逐渐累及下肢，疼痛明显时伴下肢无力，4 个月前发展至行走困难，周身乏力，翻身费力，负重活动时疼痛明显，当地医院检查不除外肝癌骨转移。2 个月前行 PET/CT 提示肝左外叶部分切除术后，残余肝实质未见明显葡萄糖代谢增高，双侧肋骨、耻骨多发骨质密度不均改变，葡萄糖代谢增高，良性骨病（骨质疏松所致骨折）可能，建议 3 个月后复查全身骨显像除外骨转移。患者曾间隔 3 周接受 2 次唑来膦酸 4 mg 静脉滴注，同时口服补钙药物（具体药物剂量不详），症状无明显改善，血

尿蛋白电泳未见 M 蛋白成分，于当地医院化验血磷为 0.31 mmol/L，为进一步诊治就诊于我院。

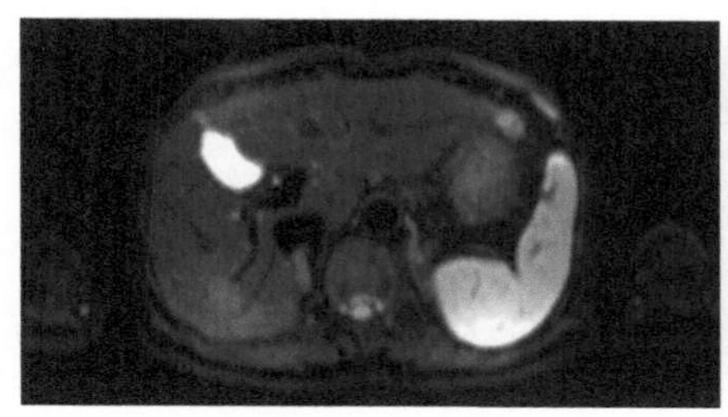

肝左外叶外侧边缘病灶，直径为 1.4 cm。

图 4-1　腹部增强 MRI（我院首诊肝细胞肝癌治疗前）

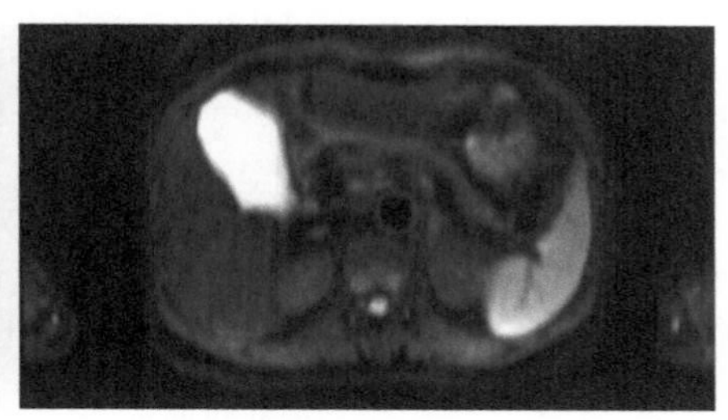

肝左外叶外侧边缘病灶少量残存。

图 4-2　腹部增强 MRI（局部微创术后 2 年）

既往史：否认高血压、冠心病、糖尿病病史，否认其他传染病病史，否认食物、药物过敏史，否认其他手术外伤史。

个人及家族史：否认烟酒等不良嗜好，50 岁时绝经。有乙型肝炎（以下简称“乙肝”）及肝癌家族史。

【体格检查】

体温 36.5 ℃，脉搏 78 次 / 分，呼吸 18 次 / 分，血压 110/70 mmHg，神志清楚。皮肤巩膜无黄染，肝掌、蜘蛛痣阴性。双肺呼吸音清，未闻及干湿啰音。心律齐，各瓣膜未闻及病理性杂音。腹软，无压痛、反跳痛及肌紧张，肝、脾肋下未触及，双下肢无水肿。四肢肌力、肌张力 5 级。

【辅助检查】

翻阅患者既往于我院及当地医院的化验单，38 个月前我院生化：K^+ 3.65 mmol/L，Na^+ 145.4 mmol/L，Ca^{2+} 2.23 mmol/L，磷 0.88 mmol/L，ALT 16.6 U/L，AST 21.7 U/L，TBIL 7.8 μmol/L，ALB 44.5 g/L，ALP 137.2 U/L，CHE 9460 U/L，Cr 80 μmol/L。16 个月前我院生化：磷 0.67 mmol/L，ALP 174.0 U/L，Cr 69.9 μmol/L。1 个月前当地医院

生化：磷 0.31 mmol/L，ALP 295.5 U/L，Cr 68.9 μmol/L。1 周前外院骨密度检测：腰椎、颈椎、Wards 三角、大粗隆等部位 T 值波动在 –4.1 ～ –2.7，诊断为骨质疏松。

【诊断】

诊断：阿德福韦酯相关性低磷性骨软化症；骨质疏松症；乙肝肝硬化代偿期；肝细胞肝癌切除术后，射频消融术后，肝动脉化疗栓塞术后。

诊断依据：①阿德福韦酯相关性低磷性骨软化症：低磷性骨软化症是一组以低血磷、高尿磷、低 1，25-（OH）$_2$D$_3$ 水平、骨骼矿化障碍为特点的代谢性骨病，临床表现为随病程进展而逐渐加重的骨骼疼痛、活动受限、身高缩短、肌无力等。其主要生化检查特点为低血磷、高尿磷、血碱性磷酸酶升高、1，25-（OH）$_2$D$_3$ 降低，骨 X 线摄片可见骨密度普遍减低、骨小梁影模糊。该患者为老年女性，有乙肝肝硬化基础，应用阿德福韦酯抗病毒治疗 7 年，回顾患者既往电解质化验结果提示血磷水平进行性下降，碱性磷酸酶进行性高，近 1 年存在明显进行性加重的骨痛伴肌无力，骨影像学检查提示骨质疏松，考虑为该病，结合后续口服补磷治疗及更换恩替卡韦抗病毒治疗后症状快速显著缓解，且停药后血磷水平未再明显降低，考虑诊断成立。②骨质疏松症：患者为老年绝经期后女性，骨密度检测提示 T 值≤ –2.5，故诊断成立。③乙肝肝硬化代偿期：患者有乙肝家族史，慢性病程，HBsAg 持续阳性大于 20 年，未应用核苷类似物抗病毒治疗时存在转氨酶升高，影像学检查提示肝硬化，未出现腹水、肝性脑病等肝硬化失代偿期表现，应用抗病毒药物治疗后肝功能储备维持在 Child-Pugh A 级，故该诊断成立。④肝细胞肝癌切除术后，射频消融术后，肝动脉化疗栓塞术后：患者为老年女性，有肝癌家族

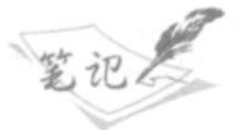

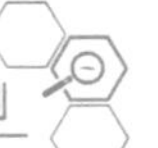

史及乙肝基础，4 余年前发现 AFP 进行性升高，＞ 400 ng/mL，腹部增强 MRI 提示肝占位，曾先后行 TACE、CT 引导下 RFA 及外科腹腔镜下肝占位切除术，手术病理回报为中分化肝细胞肝癌，故上述诊断成立。肿瘤单发，直径＜ 2 cm，无远处转移及脉管侵犯，故为 BCLC 0 期 /CNLC Ⅰa 期。

【治疗经过】

将阿德福韦酯更换为恩替卡韦 0.5 mg 每日 1 次抗病毒；给予磷酸盐口服液口服补磷；加用碳酸钙 0.5 g 每日 1 次口服，阿法骨化醇软胶囊 0.5 μg 每日 1 次口服及鲑鱼降钙素鼻喷雾剂 20 μg 每日 1 次鼻喷治疗骨质疏松。

【随访】

应用磷酸盐口服 3 日后疼痛明显缓解，1 周后于院外检查提示尿磷水平正常，14.83 mmol/24 h，血磷 0.92 mmol/L，尿钾、钠、氯水平亦均在正常范围，甲状腺功能正常，PTH 水平正常（44.1 pg/mL），1，25-（OH）$_2$D$_3$ 9.74 ng/mL。

此后定期行腹部影像学检测，肝细胞肝癌无复发及新发。近 1 年未监测血磷水平，无明显骨痛。

病例分析

1. 该患者骨痛原因分析

（1）阿德福韦酯相关性低磷性骨软化症：磷是人体细胞中最丰富的阴离子，成人血磷浓度低于 0.75 mmol/L 称为低磷血症。阿德福韦酯由近端肾小管排泄，因肾小管上皮细胞膜阴离子转运蛋白 -1 对本药有很强的亲和力，故长时间应用可导致上皮细胞中阿德福韦酯的浓

度升高，进一步使细胞内线粒体的DNA合成受到抑制，细胞色素氧化酶缺乏，从而导致线粒体功能降低，细胞氧化和呼吸功能丧失，线粒体肿大、变形，最终导致肾小管上皮细胞凋亡，引起近端肾小管损伤，使其重吸收能力下降，尿磷排泄增加，出现低磷血症。而磷酸盐的减少刺激甲状旁腺激素分泌，促进骨转化以维持血磷水平，长期造成骨细胞结构和功能异常，从而出现骨关节疼痛等症状。同时由于近端肾小管功能障碍，近端肾小管酸中毒时肾小管不能正常交换氯离子，使碳酸盐丢失，引起低钠、低钾性酸中毒并伴有尿液碱化，也可导致骨关节疼痛及畸形。既往研究显示，时间及剂量依赖性是阿德福韦酯导致低磷血症的主要方面，即应用时间越久，剂量越大，低磷血症出现的概率越高。治疗慢性乙肝所用剂量为每日10 mg，属于低剂量，相对安全，但阿德福韦酯往往需要长期服用，故在长期应用过程中，低血磷的发生率逐渐升高。既往研究提示低磷血症更好发于亚裔男性、老年人及长期用药者。但是，阿德福韦酯导致的尿磷排泄增多具有可逆性，在停药后患者肾小管损害可逐渐恢复，预后良好。故针对服用阿德福韦酯致低磷血症的患者，首先要停药，更换为恩替卡韦或者替诺福韦酯抗病毒；其次为对症治疗，对存在轻度低磷血症的患者可嘱其服用富含碳酸盐的食物，如虾皮、鱼和坚果等；中重度低磷血症且合并关节疼痛者，考虑补磷治疗，一般口服补磷或应用含磷制剂；合并骨病的患者可同时服用活性维生素D，并给予骨化三醇类药物改善骨关节疼痛，定期监测血钙、血磷水平。

回顾该患者血磷水平的变化，初始2016年就诊于我院时血磷水平尚属于正常下限，此后进行性下降，最低降至0.31 mmol/L；约于应用阿德福韦酯6年后出现低磷性骨病，其间曾监测化验提示低磷血症，且碱性磷酸酶有逐渐升高趋势，并未予充分重视。因患者存

在肿瘤及骨质疏松史，一度怀疑为骨转移或骨质疏松引起骨痛，再次就诊于我院时怀疑该病，经换药同时补磷治疗后症状迅速消失，但因患者在补磷治疗后才进一步检查尿电解质等，故未发现尿磷水平升高，亦可能因血磷水平过低，导致尿磷水平未超出正常上限。

（2）骨质疏松相关性疼痛：骨质疏松是一种以骨骼强度下降为特征的骨骼疾病，其特点是骨量丢失、骨微结构破坏，进而导致骨脆性和骨折风险增加。骨质疏松初期的临床表现不明显，随着骨量下降和骨微结构的破坏，患者开始出现骨痛、脊柱变形，甚至骨质疏松性骨折。研究发现，当骨质疏松患者的骨量丢失达到 12% 时就有可能会出现骨痛症状，多以局限性腰背痛为主，这种疼痛往往会在变换体位、长时间行走和负重活动后加重，且该病的疼痛往往是长期存在的。该患者骨密度检查提示患者确实存在骨质疏松，但患者疼痛发生部位，以及补磷治疗后疼痛迅速缓解等特点与该病引起的骨痛特点不符，故除外。

（3）肿瘤相关性骨痛：多发性骨髓瘤骨病是指多发性骨髓瘤细胞所致的骨破坏病变，其临床特征为骨痛，部位以腰骶部最为常见，早期疼痛较轻，可呈游走性或间歇性，后期可疼痛剧烈。而多种癌症可以转移到骨，甚至在原发病灶发现前，首发表现为骨痛、骨肿块或病理性骨折等骨科症状。该患者肝细胞肝癌病史明确，虽临床评估属于极早期肝癌并进行了根治性治疗，但仍有可能在术后出现复发或远处转移，故在该患者出现骨痛时，考虑到出现骨转移可能，完善了 PET/CT 检查和血尿蛋白电泳以评估有无骨转移及多发性骨髓瘤。

2. 极早期原发性肝癌治疗选择

根据巴塞罗那分期系统，将单发肿瘤直径≤ 2 cm 的微小肝癌定义为极早期肝癌，能够被外科切除、肝移植或经皮消融等手段治愈。

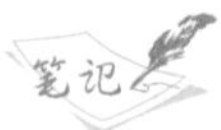

其中肝移植不仅可治愈肿瘤，同时可移除原本发生硬化或纤维化的肝脏，被认为尤其适用于治疗肝功能失代偿、不适合手术切除及消融治疗的小肝癌患者。但由于供肝资源的稀缺，手术本身高风险、高费用及对技术水平的要求，限制了其实施。外科手术切除一直是肝癌最有价值的治疗方式之一，极早期肝癌的肝内和肝外转移率较低，是外科手术切除的理想适应证。极早期肝癌理想的手术切除方法包括解剖性肝切除和局部肝切除，既往研究显示，两种切除方式对患者远期生存并无明显差异。手术切除术式分为开腹和腹腔镜下肝癌切除术，前者能确保切除足够的肝组织，术中视野清晰；后者手术创伤较小，安全，并可重复操作，减少术中出血量及术后并发症，有研究表明两种术式的长期预后相似。在左叶及右叶下段表面微小肿瘤的治疗中，腹腔镜下切除具有一定的优势。经皮消融治疗包括射频消融术、微波消融术（microwave ablation，MWA）、无水乙醇注射、高强度聚焦超声消融及冷冻治疗等，其中射频消融术最常用。射频消融术相对于外科手术的优势包括可重复进行、术后并发症少、创伤小及患者住院时间短等，但其需要精确的影像学定位并需要保证肿瘤边缘有足够的消融范围。位于血管旁的肿瘤由于"热沉效应"的影响其完全消融率会降低，靠近肝脏表面紧邻周围脏器的病灶存在热损伤风险，必要时需考虑人工腹水。美国肝病研究学会及我国原发性肝癌诊疗规范等均推荐射频消融术作为极早期肝癌的一线治疗方式。

该患者肿瘤直径小，但位于肝左外叶外缘边缘，邻近胃腔，综合评估后首先推荐外科手术切除，但患者初始抗拒手术，尝试以射频消融术治疗，虽甲胎蛋白下降明显，但未达到完全消融，待患者再次就诊时强烈建议其接受手术治疗，最终经过安抚解释，患者接受了腹腔镜下手术切除，并达到完全缓解（complete response，CR），

目前无复发，生存达 4 年。该病例提示我们在尊重患者选择的前提下，应引导帮助患者选择最优治疗方案，这是我们工作的重要部分。

李文东教授病例点评

我国是乙肝大国，原发性肝癌中 80% 左右与乙肝相关。早期阿德福韦酯因耐药率远低于拉米夫定，自上市以来应用较为广泛。但长期服用阿德福韦酯可出现低磷血症、骨关节疼痛、肾功能损害等相关不良反应，严重时可有骨痛症状，肾损害不可逆，故使用时要监测和关注药物相关不良反应。肝恶性肿瘤患者服药期间出现骨痛，应全面检查，不要忽视药物相关性骨质疏松和骨病，争取尽早明确诊断，给予有效的药物治疗方案。近些年乙肝相关指南中，均已不建议将阿德福韦酯用于乙肝感染者的初始抗病毒治疗，而是使用强效低耐药，如恩替卡韦、替诺福韦或富马酸丙酚替诺福韦等进行抗乙肝病毒治疗。

【参考文献】

1. 唐长征 . 阿德福韦酯导致 HBV 患者发生低磷血症及骨关节疼痛分析 . 海峡药学，2021，33（4）：217-218.
2. SUN L，YI D，SUN W，et al. Retrospective analysis of the clinical characteristics of adefovir dipivoxil-induced Fanconi’s syndrome in the Chinese population. J Clin Pharm Ther，2020，45（4）：722-728.
3. ZHU S，YANG Y H，GAO R W，et al. Clinical features of hypophosphatemic osteomalacia induced by long-term low-dose adefovir dipivoxil. Drug Des Devel Ther，2018，12：41-45.
4. 中华人民共和国国家卫生健康委员会医政管理局 . 原发性肝癌诊疗规范（2019 年版）. 临床肝胆病杂志，2020，36（2）：277-293.

（郭晓笛　整理）

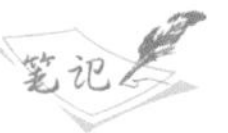

病例 5 伯基特淋巴瘤合并 HIV 感染及脂肪性肝炎一例

病历摘要

【基本信息】

患者，男，39 岁，主因“发现左腋下包块 4 月余”入院。

现病史：患者 4 个多月前发现左腋下包块，自述初始直径约 1.2 cm，表面光滑，活动度差，无压痛，无发热等表现，未予重视。后包块进行性增大，并逐渐出现局部胀痛，无皮肤破溃等表现，就诊于当地医院，行胸部 CT 提示左侧腋窝多发肿大淋巴结，完善检查示乙肝、丙肝及梅毒检测阴性，HIV 抗体阳性，确证试验阳性，完善 HIV 病毒定量示 25 661 copies/mL，$CD4^{+}T$ 细胞 320 个 /μL，结核干扰素释放试验阴性。肝功能：ALT 104 U/L，AST 72 U/L，ALB 46 g/L，TBIL 8.4 μmol/L，CHE 12 400 U/L。腹部彩超提示脂肪肝，肿瘤系列示

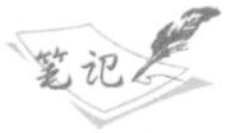

AFP 3.05 ng/mL，CEA 2.26 ng/mL，CA199 7.11 U/mL，CA153 8.2 U/mL。故就诊于我院并接受入院治疗。患者自发病以来，精神、食欲及睡眠可，大小便如常，体重无明显变化。

既往史：脂肪肝病史数年，伴转氨酶升高，曾行肝穿刺活检提示肝细胞脂肪变性，未系统治疗。否认其他肝病史，磺胺类药物过敏（表现为起水疱）。既往右手指外伤史。否认输血史及血制品运用史。

个人史：否认冶游史，吸烟史 10 余年，每日 10 余支，既往偶有少量饮酒史。

【体格检查】

ECOG 评分 1 分，体温 36.5 ℃，脉搏 76 次 / 分，呼吸 18 次 / 分。血压 130/80 mmHg，神志清楚，精神可。皮肤、巩膜无黄染，无肝掌、蜘蛛痣。左腋下可触及鸡蛋大小的肿大淋巴结，质韧，形状不规则，边界清，活动度差，余全身浅表淋巴结未触及。双肺呼吸音清，未闻及干湿啰音。心律齐，各瓣膜未闻及病理性杂音。腹平软，无压痛及反跳痛，肝、脾肋下未触及，肝区叩击痛阴性，移动性浊音阴性，双下肢无水肿。扑翼征和踝阵挛阴性。

【辅助检查】

入院后完善化验，血常规：WBC 5.31×10^9/L，HGB 157.0 g/L，PLT 190.0×10^9/L。生化：ALT 104 U/L，AST 60.1 U/L，TBIL 8.4 μmol/L，ALB 49.0 g/L，CHE 12 132 U/L，K^+ 3.98 mmol/L，Cr 68.6 μmol/L，GLU 6.15 mmol/L，LDH 318.5 U/L。β - 微球蛋白：2.72 mg/L。彩超引导下淋巴结穿刺病理：穿刺组织中淋巴结结构被破坏，大量异型细胞浸润，并见核碎屑及少量坏死，结合免疫组化考虑为伯基特淋巴瘤（Burkitt lymphoma，BL）。免疫组化结果如下。淋巴结

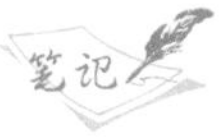

1：Bcl-6（+），CD10（+），CD20（B 细胞 +），CD3（T 细胞 +），Ki-67（约 90%+），Mum-1（–）；淋巴结 2：Bc1-6（+），CD10（+），CD20（B 细胞弥漫 +），CD3（T 细胞 +）；CD45RO（T 细胞 +），CD79a（B 细胞弥漫 +），Ki-67（约 90%+），Mum-1（个别 +），PAX-5（B 细胞 +），bcl-2（–），c-Myc（+）；原位杂交结果：EBER（–）。

外院 PET/CT：横膈上下多发高代谢淋巴结（双腋窝、双侧颈部、右侧髂总血管旁、双侧髂外血管旁、双侧腹股沟），左侧腋窝最为显著，大小约为 3.6 cm × 7.6 cm × 7.4 cm，SUV_{max} 20.2，符合淋巴瘤（Ⅲ期）影像学改变（图 5-1）；腰椎穿刺及骨髓穿刺结果均未提示淋巴瘤侵犯。

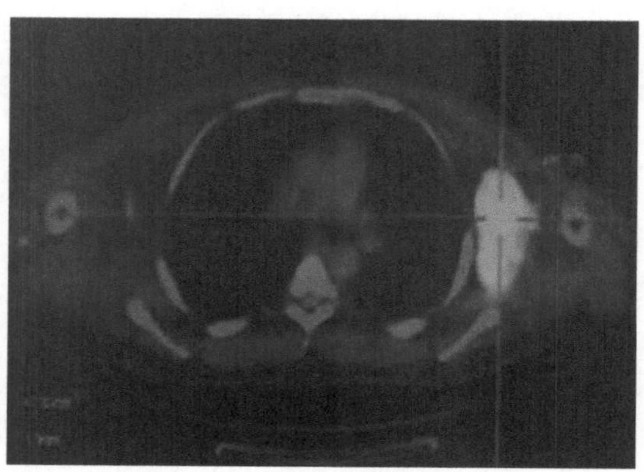

左腋窝淋巴结 3.6 cm × 7.6 cm × 7.4 cm，SUV_{max}：20.2。

图 5-1 PET/CT（治疗前）

【诊断】

诊断：伯基特淋巴瘤Ⅲ期；艾滋病；非酒精性脂肪性肝炎。

诊断依据：①伯基特淋巴瘤Ⅲ期：患者为中年男性，有 HIV 感染基础，为该病的高危人群，以左腋下淋巴结肿大起病，淋巴结活检穿刺提示伯基特淋巴瘤，PET/CT 影像提示受累淋巴结累及胸腹，但无骨髓及中枢受累，故为Ⅲ期。②艾滋病：患者新近发现 HIV 抗

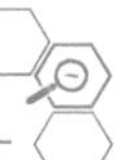

体阳性，HIV 病毒定量为 25 661 copies/mL，虽 $CD4^{+}T$ 细胞计数为 320 个 /μL，但已出现艾滋病相关性淋巴瘤，故考虑进入艾滋病期。③非酒精性脂肪性肝炎：患者无长期大量饮酒史，发现转氨酶升高多年，彩超提示脂肪肝，除外病毒性感染等基础肝病，曾行病理穿刺提示肝细胞脂肪变性，故诊断成立。

【治疗经过】

在患者入院请感染科会诊后给予口服替诺福韦 300 mg 联合拉米夫定 300 mg 每晚 1 次及洛匹那韦利托那韦片 2 片每日 2 次抗病毒治疗。因伯基特淋巴瘤为高度侵袭性淋巴瘤，需强化疗、短疗程方案，但 HIV 患者免疫力低下，化疗相关风险相应增大，经讨论给予 DA-EPOCH-R 方案化疗和甲氨蝶呤鞘内注射，具体方案：利妥昔单抗 375 mg/m^2 700 mg d0+ 依托泊苷 50 mg/m^2 100 mg d1 ～ d4（持续 96 h）+ 表柔比星 14 mg/m^2 30 mg d1 ～ d4（持续 96 h）+ 长春新碱 0.4 mg/m^2 0.8 mg d1 ～ d4（持续 96 h）+ 环磷酰胺 750 mg/m^2 1.5 g d5+ 泼尼松片 60 mg/m^2 130 mg d1 ～ d5 q21d。每个周期 d0 行鞘内注射地塞米松 5 mg 联合甲氨蝶呤 12 mg。化疗结束 48 小时后给予长效聚乙二醇化重组人粒细胞刺激因子注射液 3 mg 皮下注射预防骨髓抑制，同时行保肝治疗，化疗期间密切监测血常规及肝肾功能，初次化疗结束后患者自觉左腋下淋巴结明显缩小，2 个周期后复查 PET/CT 疗效评价为 PR，LDH 降至正常水平。后继续完成 7 个周期 DA-EPOCH-R 方案化疗，其间根据骨髓抑制情况调整化疗剂量，末次化疗后出现Ⅳ度骨髓抑制，未进行第 8 周期化疗。再次复查 PET/CT 疗效评价为完全缓解（图 5-2）。

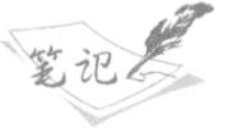

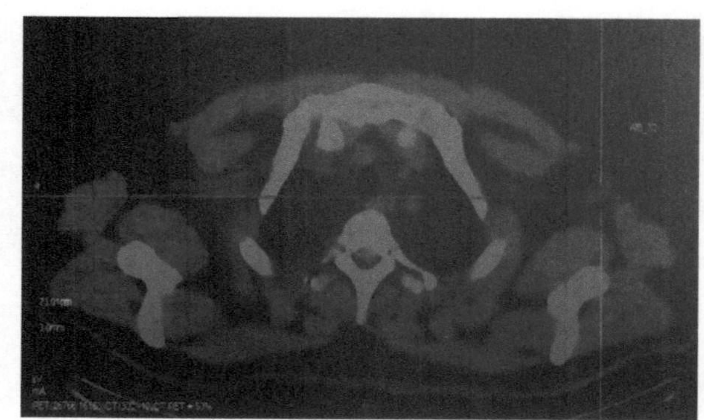

左腋窝淋巴结 0.7 cm × 1.5 cm，SUV_{max}：1.3。

图 5-2 PET/CT（治疗 6 个月后）

【随访】

此后定期复查，骨髓抑制完全恢复。转氨酶水平始终波动在 2 ～ 3 倍正常上限，HIV 病毒定量小于最低检出限。至今无复发，生存期＞ 4 年。

病例分析

伯基特淋巴瘤是一种高度侵袭性的非霍奇金淋巴瘤（non Hodgkin lymphoma，NHL），其特征是原癌基因 *MYC* 的易位和失调。目前有 3 种不同的伯基特淋巴瘤亚型，分别为地方型、散发型和免疫缺陷相关型。其中地方型伯基特淋巴瘤主要分布于非洲赤道地区，是该地区儿童中最常见的恶性肿瘤。其发病年龄高峰在 4 ～ 7 岁，几乎所有的地方型伯基特淋巴瘤在肿瘤细胞内均可找到 EB 病毒。此型的临床特点是最常见累及颌面骨，另外网膜、卵巢等也是常见的受累器官。而散发型伯基特淋巴瘤是指发生于非洲以外的伯基特淋巴瘤，主要见于欧美地区。其亦可能与免疫系统损伤后的 EB 病毒感染扩散有关。这一型的伯基特淋巴瘤与地方型相比，较少累及颌面骨，

多数病例表现为腹部肿块，空肠和回肠是最常见的累及部位，其次较常见的累及部位为肾脏、卵巢和乳腺。免疫缺陷相关型伯基特淋巴瘤通常与HIV感染有关，或发生于移植后服用免疫抑制药物的患者中。伯基特淋巴瘤占艾滋病相关淋巴瘤的35%～40%，可以是艾滋病的首发表现。这一类型的伯基特淋巴瘤通常累及淋巴结和骨髓。此例患者就诊时为青年男性，有HIV感染史，属免疫缺陷相关型伯基特淋巴瘤，诊断明确。

由于伯基特淋巴瘤肿瘤细胞增殖迅速，治疗必须在确诊后尽早开始，在充分预防肿瘤溶解综合征的基础上，尽可能快速降低肿瘤负荷。化疗是所有伯基特淋巴瘤的推荐治疗方式。强烈的联合化疗方案可以治愈90%以上分期较早的和60%～80%分期晚的患者。一项Ⅲ期随机对照研究显示，在高强度化疗的基础上添加利妥昔单抗显著提高了伯基特淋巴瘤的无疾病进展生存期和总生存期。因此，利妥昔单抗联合化疗是伯基特淋巴瘤的推荐治疗方案。伯基特淋巴瘤的化疗推荐方案主要有强化的短程化疗方案（CODOX-M/IVAC）、急性淋巴细胞白血病样的化疗方案（Hyper-CVAD）和DA-EPOCH方案3种。该患者淋巴瘤分期为Ⅲ期，故属于高危患者，根据NCCN指南推荐意见，高危患者首先推荐R-CODOX-M/R-IVAC和DA-EPOCH-R方案，但前者往往具有显著毒性，治疗致死率在10%左右，该患者存在基础肝损伤、HIV病毒载量高等因素，综合考虑给予DA-PEOCH-R方案化疗同时鞘内注射。此外，该患者因脂肪性肝炎导致转氨酶升高，化疗过程中应保肝对症治疗，密切监测患者肝功能，化疗前应用别嘌醇降尿酸预防肿瘤崩解，化疗后预防性应用升白针降低粒细胞减少伴发热及感染不良事件的发生。患者虽在第7周期化疗结束后出现Ⅳ度骨髓抑制，但由于密切监测血常

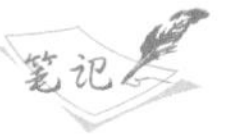

规，做到了第一时间发现严重骨髓抑制并积极给予干预，避免了感染的发生，安全性得以保证。

李文东教授病例点评

现有研究结果表明，HIV 阳性的伯基特淋巴瘤患者治疗效果与 HIV 阴性者类似，但在接受化疗时须同时行抗病毒治疗。此例患者不仅存在 HIV 感染，还合并脂肪性肝炎，结合指南及预期患者的化疗耐受性问题，我们选择应用 DA-EPOCH-R 方案治疗，并取得了很好的疗效；同时由于严密地监测及积极地支持治疗，避免了治疗期间继发感染和加重肝损伤的问题，但是高危伯基特淋巴瘤患者的最佳一线治疗尚待确定。采用利妥昔单抗联合高剂量多药化疗，CODOX-M/IVAC 治疗的 2 年无进展生存率为 64% ～ 71%，但代价是显著毒性和长期住院。一项Ⅱ期研究证明，DA-EPOCH-R 的 2 年无进展生存率可达 85%，并且毒性较低，这一结果令人欣喜。2022 年 6 月，第 27 届欧洲血液学协会年会上，介绍了首项比较 R-CODOX-M/R-IVAC 与 DA-EPOCH-R 在新诊断的高危伯基特淋巴瘤患者治疗中疗效对比的多中心随机试验结果，结果显示两种方案治疗的完全缓解率和生存率相当，但 DA-EPOCH-R 组感染并发症、输血和住院天数均显著减少，为此后该类患者的治疗决策提供了更多的依据。

【参考文献】

1. SWERDLOW S H，CAMPO E，PILERIL S A，et al. The 2016 revision of the World Health Organization classification of lymphoid neoplasms. Blood，2016，127（20）:

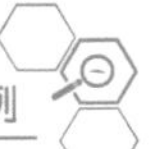

2375-2390.

2. GOPAL S，GROSS T G. How I treat Burkitt lymphoma in children，adolescents，and young adults in sub-Saharan Africa. Blood，2018，132（3）：254-263.

3. SATOU A，ASANO N，NAKAZAWA A，et al. Epstein-Barr virus（EBV）-positive sporadic burkitt lymphoma：an age-related lymphoproliferative disorder?Am J Surg Pathol，2015，39（2）：227-235.

4. OLSZEWSHKI A J，FALLAH J，CASTILLO J J. Human immunodeficiency virus-associated lymphomas in the antiretroviral therapy era：analysis of the National Cancer Data Base. Cancer，2016，122（17）：2689-2697.

5. RIBRAG V，KOSCIELNY S，BOSQ J，et al. Rituximab and dose-dense chemotherapy for adults with Burkitt's lymphoma：a randomised，controlled，open-label，phase 3 trial. Lancet，2016，387（10036）：2402-2411.

（李莉　整理）

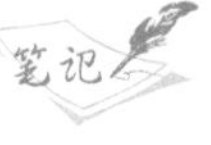

病例 6 原发性肝癌误诊为直肠癌肝转移一例

病历摘要

【基本信息】

患者，男，70 岁，主因“直肠癌根治术后 6 年，发现肝占位 3 余年”入院。

现病史：患者 6 年前无明显诱因出现排便习惯改变，便中带血，大便变细，次数增加，每日 6 ～ 8 次，伴里急后重感。就诊于外院，行腹盆部 CT 提示乙状结肠癌，伴多发小淋巴结增大，行肠镜提示距肛门 12 cm 处直肠占位，考虑为直肠癌、直肠多发息肉，后病理回报示腺癌，遂于外院行腹腔镜直肠癌根治术 + 小肠部分切除术，术后病理回报示直肠中分化腺癌，肿瘤浸透直肠壁，累及小肠至肠黏膜并形成纤维性粘连，小肠、直肠断端净，淋巴结转移（1/25），

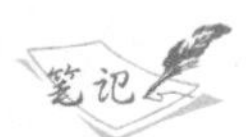

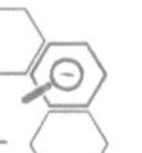

小肠周围淋巴结 0/4，直肠淋巴结 1/21。免疫组化：MSH2/MSH6/PMS2/MLH1（+），基因检测结果不详。诊断为直肠恶性肿瘤，分期为 pT4N1Mx，术后以 XELOX 方案化疗共 8 个周期，后规律复查。3 年前复查 MRI 提示肝内多发强化减低病灶，不除外转移，定期监测病灶呈逐渐增大趋势，至 11 个月前患者腹部增强 MRI 提示肝右叶多发异常信号灶，考虑为多发转移，L_1 椎体异常强化灶，骨转移可能。外院诊断为“结肠癌肝转移”，并开始行 XELOX 方案化疗，2 个周期后疗效评价为 SD；为追求更好的效果，更换化疗方案为西妥昔单抗联合 FOLFOX4 方案化疗 3 个周期，疗效评估为疾病进展（progressive disease，PD）；再次更换为贝伐珠单抗联合 FOLFIRI 方案化疗 1 个周期，治疗期间出现Ⅲ度骨髓抑制，对症升白细胞治疗效果不佳，未评效，停用此方案；更改为口服呋喹替尼 5 mg 每日 1 次靶向治疗，以连服 3 周停 1 周为 1 个周期，应用 2 个周期后疗效评价仍为 PD。为进一步治疗就诊于我院并接受入院治疗。

既往史：发现 HBsAg 阳性 50 余年，于化疗期间口服恩替卡韦 0.5 mg 每晚 1 次抗病毒治疗，3 个月前腹部影像学检查提示肝硬化。否认高血压、冠心病、糖尿病病史，否认其他传染病病史，否认食物、药物过敏史。

个人史：吸烟史 40 年，平均每日 10 支；饮酒史 20 年，白酒为主，每日 5 两，未戒。

【体格检查】

体温 36.5 ℃，脉搏 77 次 / 分，呼吸 20 次 / 分，血压 134/74 mmHg，神志清楚。肝掌、蜘蛛痣阴性。双肺呼吸音清，未闻及干湿啰音。心律齐，心音有力，各瓣膜区未闻及病理性杂音。腹平软，无压痛及反跳痛，肝肋下 3 cm 可触及，质地中等，边缘整齐，脾肋下未触

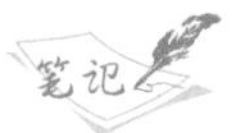

及，肝区叩击痛阳性，移动性浊音阴性，双下肢无水肿。扑翼征和踝阵挛阴性。

【辅助检查】

腹部增强 MRI（入院前外院）：肝右叶多发异常信号灶，考虑转移，肝硬化，脾大，腹膜后及腹腔内多发淋巴结，部分稍饱满。L_1 椎体异常信号灶，直肠及乙状结肠术后改变，直肠及乙状结肠肠壁黏膜明显强化，不除外为肠管挛缩所致（图 6-1）。

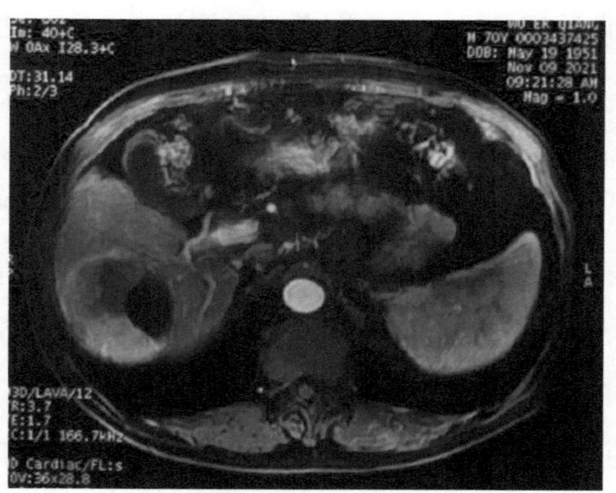

肝 S5/S6 段占位，7.2 cm × 7.9 cm × 8.2 cm。

图 6-1 腹部增强 MRI（治疗前外院）

入院后完善化验，血常规：WBC 2.34 × 10^9/L，HGB 116.00 g/L，PLT 88.00 × 10^9/L。HBV DNA 小于最低检出限。肝功能：ALT 25.1 U/L，AST 24.8 U/L，TBIL 25.0 μmol/L，ALB 35.6 g/L。AFP 5.14 ng/mL。异常凝血酶原 14 857.02 mAu/mL。肝占位穿刺活检：考虑为高分化肝细胞肝癌。特殊染色结果：网状纤维（+）。免疫组化结果：SATB2（+），CDX-2（–），PD-L1（–），CD34（血管 +），CK19（–），CK20（局灶 +），CR7（局灶 +），GPC-3（–），GS（+），HBsAg（+），HSP70（部分 +），Hep-1（+），Ki-67（index 10%），PD-1（–）。

【诊断】

诊断：高分化肝细胞肝癌，骨转移；乙肝肝硬化代偿期；直肠癌根治术后（pT4N1M0，Ⅲ B 期）。

诊断依据：①高分化肝细胞肝癌，骨转移：患者为老年男性，有乙肝基础，为肝癌好发人群。发现肝占位 3 余年，入院复查异常凝血酶原明显升高且肝占位穿刺活检病理提示高分化肝细胞肝癌，故诊断成立。虽未行 L_1 椎体活检，无法确定为结肠癌还是肝癌导致的骨转移，但根据目前临床判断肝脏来源可能性大。②乙肝肝硬化代偿期：发现 HBsAg 阳性大于半年，肝功能储备为 Child-Pugh A 级，入院查体示慢性肝炎阴性，腹部影像学检查提示肝脏边缘波浪状肝硬化表现，但未出现腹水、食管 – 胃底静脉曲张破裂出血等肝硬化失代偿期表现，故诊断明确。③直肠癌根治术后（pT4N1M0，Ⅲ B 期）：病史提供，延续诊断。

【治疗经过】

经病理证实肝占位为高分化肝细胞肝癌后，结合患者肝脏多发肿瘤病灶、骨转移、临床分期为 BCLC C 期 /CNLC Ⅲ b 期，排除治疗禁忌，行经肝动脉化疗栓塞术控制肿瘤，并给予患者仑伐替尼 12 mg 每日 1 次靶向治疗联合静脉滴注信迪利单抗 200 mg 每 3 周 1 次免疫治疗，同时给予静脉滴注唑来膦酸注射液 4 mg 每 3 周 1 次减少骨相关事件。

【随访】

肝动脉化疗栓塞术、仑伐替尼靶向治疗联合信迪利单抗免疫治疗治疗 2 个月后复查 MRI，对比入院前 MRI，肝内肿物直径缩小，活性病灶范围缩小，疗效评价为 PR（图 6-2）。此后继续药物联合治疗并评估。

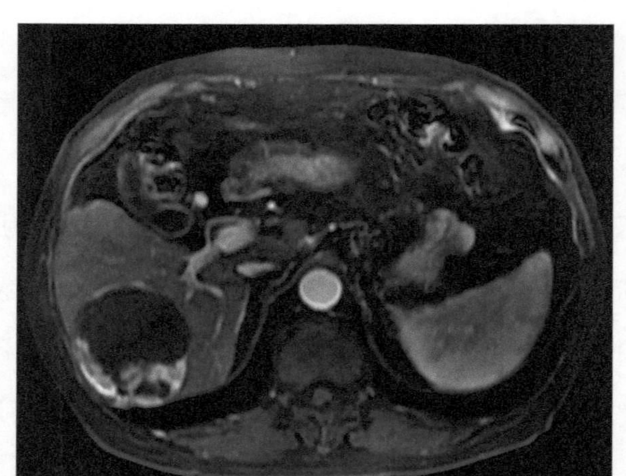

病灶内强化范围缩小，6.5 cm × 6.8 cm。

图 6-2 腹部增强 MRI（我院治疗 2 个月时）

病例分析

1. 肝脏占位性病变的鉴别诊断

（1）肝细胞肝癌：多见于存在慢性肝病基础的患者，其中我国以乙肝病毒感染为主。该病起病隐匿，早期缺乏特异性临床表现，当出现腹痛、腹胀等临床表现时，多已进入中晚期。该病可出现甲胎蛋白升高，增强影像特点为扫描后病灶明显强化，静脉期病灶的密度信号迅速降低，呈现“快进快出”的特点。病理仍是诊断原发性肝癌的金标准，可进一步明确细胞类型及分化程度。

（2）继发性肝癌：指原发于肝脏以外部位的癌灶通过血流或淋巴转移至肝脏，从而在肝内种植生长。与原发性肝癌相比较，其甲胎蛋白一般为阴性，影像学检查表现为低密度，边界欠清晰，增强扫描为乏血供特点，强化不明显，典型者呈现牛眼征。肝动脉造影检查表现为病灶染色不明显。确诊需要病理诊断。

笔记

（3）肝血管瘤：肝脏最常见的良性肿瘤，多无明显的临床症状，化验肿瘤标志物基本正常，影像学检查表现为边界清晰的低密度，增强扫描多表现为“慢进慢出”、向心性强化及延迟强化的特点。磁共振平扫多表现为长 T_1、长 T_2 信号，尤以 T_2WI 上表现为高灯征为特点，肝动脉造影表现为病灶边缘强化、树上挂果征等特点。

2. 病例特点及诊疗思路

患者为老年男性，慢性病程，既往有乙肝病史、直肠癌病史，长期吸烟饮酒史。3 年前发现肝内多发强化减低病灶，影像学检查非肝细胞肝癌的典型表现，甲胎蛋白水平正常，结合患者直肠癌病史，容易得出直肠癌肝转移的诊断。但患者有长期乙肝病史，应考虑原发性肝癌可能，建议完善肝动脉造影或肝肿物穿刺活检进一步明确诊断。且患者被误诊为“直肠癌肝转移”后，应用四线直肠癌化疗药物后评估疗效均为进展，为患者增加了精神及身体上的痛苦，这警示我们避免误诊的重要性。

此患者最终病理诊断为高分化肝细胞肝癌。患者肝内病灶多发，大病灶最长径为 8 cm 左右，不可手术切除，结合不能除外患者发生肝细胞肝癌腹腔淋巴结转移和骨转移，因此在肝动脉化疗栓塞术和射频消融术局部治疗控制肝脏病灶的基础上，我们开展了针对全身的抗肿瘤药物治疗。考虑到药物有效性、药物安全性、药物费用、药物可及性和个人经济承受能力等因素，我们选择仑伐替尼作为一线靶向药物治疗。REFLECT 多中心临床Ⅲ期研究显示，仑伐替尼中位生存时间非劣效于索拉非尼，而无进展生存期、客观缓解率均优于索拉非尼。仑伐替尼在中国人群及乙肝相关性肝癌患者中更具优势。目前仑伐替尼联合帕博利珠单抗和仑伐替尼联合纳武利尤单抗用于一线治疗不可切除的肝细胞肝癌患者的数据结果喜人，按照

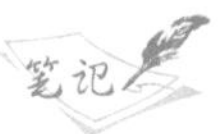

mRECIST 标准评价，ORR 分别达到了 46.3%、76.7%，高于单药仑伐替尼的 24%，已被 CSCO 2020 版指南推荐为不可切除的肝细胞肝癌患者的一线治疗方案。同样作为 PD-1 抑制剂的我国研发的创新性药物信迪利单抗，其在肝癌治疗中的疗效与纳武利尤单抗、帕博利珠单抗相当，但价格大大降低，使患者容易负担。考虑到患者长期治疗的经济负担，经与患者及家属充分沟通后选用了仑伐替尼与信迪利单抗联合的方案进行抗肿瘤药物治疗。

李文东教授病例点评

该例患者为老年男性，有慢性乙肝病史，未系统诊治而逐渐发展至肝硬化阶段，属于原发性肝癌的高危人群。患者有直肠癌病史，随访发现肝脏占位时因惯性思维首先考虑为直肠癌肝转移，但依照晚期结直肠癌治疗方案进行治疗效果不佳。该病例提醒我们，对于影像学检查提示转移灶表现不典型，且患者具有原发性肝癌发生的高危因素时（如乙肝病毒、丙肝病毒感染，长期酗酒，非酒精脂肪性肝炎及食用被黄曲霉素污染的食物等），应提高警惕，肝占位穿刺活检术可以协助明确诊断，避免延误病情及使患者承受不必要的医疗损害。

【参考文献】

1. 中华人民共和国国家卫生健康委员会医政医管局 . 原发性肝癌诊疗指南（2022 年版）. 中华肝脏病杂志，2022，30（4）：367-388.
2. KUDO M，FINN R S，QIN S，et al. Lenvatinib versus sorafenib in first-line treatment of patients with unresectable hepatocellular carcinoma：a randomised phase

3 non-inferiority trial. Lancet，2018，391（10126）：1163-1173.

3. LLOVET J，SHEPARD K V，FINN R S，et al. A phase Ⅰb trial of lenvatinib（LEN）plus pembrolizumab（PEMBRO）in unresectable hepatocellular carcinoma（uHCC）：Updated results. Annals of Oncology，2019，30（Supplement 5）：747.

（李莉　整理）

病例 7 大肝癌联合治疗后达完全缓解一例

病历摘要

【基本信息】

患者，女，36 岁，主因“发现 HBsAg 阳性 20 余年，发现腹部占位 1 周”入院。

现病史：患者 20 余年前体检发现 HBsAg 阳性，未规律诊治。1 周前诉平躺时触及右上腹包块，就诊于当地医院发现肝脏占位，无明显腹痛、腹胀等不适，遂就诊于我院，查肝功能：ALT 40.2 U/L，AST 23.4 U/L，TBIL 6.3 μmol/L，DBIL 2.0 μmol/L。乙肝五项：HBsAg、HBeAg、HBcAb 阳性，HBV DNA 307 IU/mL，AFP ＞ 2000 ng/mL。查腹部超声示肝多发实性占位性病变（肝癌可能性大）。胸部 CT 未见明显异常。故收入我科。

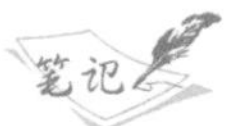

既往史：否认高血压、冠心病、糖尿病病史，否认其他传染病病史，否认食物、药物过敏史，否认手术、外伤史。否认输血史。

个人及家族史：否认烟酒等不良嗜好，否认乙肝及肝癌家族史。

【体格检查】

体温 36.5 ℃，脉搏 96 次 / 分，呼吸 18 次 / 分，血压 110/86 mmHg，神志清楚，精神正常。双肺呼吸音清，未闻及干湿啰音及胸膜摩擦音。心律齐，与脉搏一致，各瓣膜听诊区未闻及病理性杂音，未及异常周围血管征。腹部柔软，未及液波震颤，振水音阴性，全腹无压痛及反跳痛，肝肋下 4 cm 可触及，质韧，脾肋下未触及，双下肢无水肿。

【辅助检查】

入院后完善检查，血常规：WBC 4.39 × 10^9/L，HGB 123.0 g/L，PLT 260.0 × 10^9/L。凝血：PT 11.40 s，PTA 111%；AFP ＞ 80 000 ng/mL。

腹部增强 MRI：肝脏形态良好，肝右叶下缘见一团块影，形态不规则，大小约为 9.8 cm × 7.6 cm，考虑肝癌可能性大（图 7-1）。

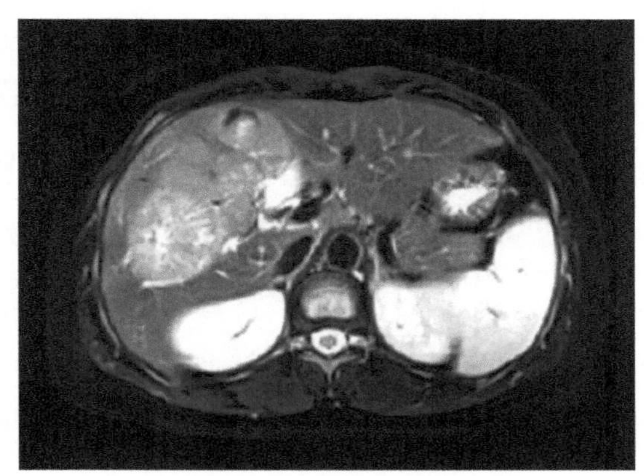

肝右叶下缘肝癌，大小约为 9.8 cm × 7.6 cm。

图 7-1　腹部增强 MRI（治疗前）

【诊断】

诊断：肝细胞肝癌（BCLC A 期，CNLC Ⅰb 期）；HBeAg 阳性，慢性 HBV 感染。

诊断依据：①肝细胞肝癌（BCLC A 期，CNLC Ⅰb 期）：患者为青年女性，有多年乙肝基础，以肝区触及包块起病，化验提示 AFP 明显异常升高，＞ 400 ng/mL，腹部增强 MRI 可见病灶呈典型的“快进快出”表现，符合肝细胞肝癌的诊断标准。患者肝功能 Child-Pugh A 级，PS 1 分，故分期如上。② HBeAg 阳性，慢性 HBV 感染：患者发现 HBsAg 阳性多年，近期化验提示 HBeAg 及 HBV DNA 阳性，但转氨酶水平正常，肝脏形态大致正常，故诊断。

【治疗经过】

治疗前 MDT 讨论：肝胆外科考虑患者肿瘤巨大且压迫肝门区，外科难以予以有效根治性切除，建议行 TACE 等治疗以期缩小肿瘤。我科及介入科认为患者肿瘤虽然巨大，但肝功能好，可耐受数次微创治疗。给予口服恩替卡韦 0.5 mg 每晚 1 次抗病毒治疗，并行 TACE 联合 RFA 治疗。术后 1 个月复查腹部增强 MRI 示肝癌射频术后大部分病灶液化坏死，病灶边缘恶性组织残存，再次行 TACE 联合 RFA 治疗，并给予口服索拉非尼 400 mg 每日 2 次靶向治疗。初次治疗后 3 个月复查腹部增强 MRI 提示病灶旁恶性组织残存，总体疗效评价为 PR，针对肿瘤残存区，再次行 2 次局部消融治疗。末次治疗后复查 AFP 已降至 1.4 ng/mL。

【随访】

患者初治术后 6 个月根据 mRECIST 疗效评估标准评价疗效为 CR，AFP 0.8 ng/mL。继续索拉非尼维持治疗，服用 1 年后因中度贫血停用。后规律复查至今未见肿瘤复发及新发（图 7-2）。

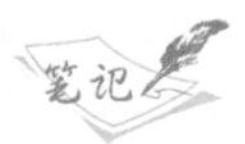

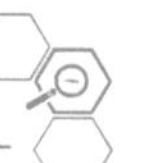

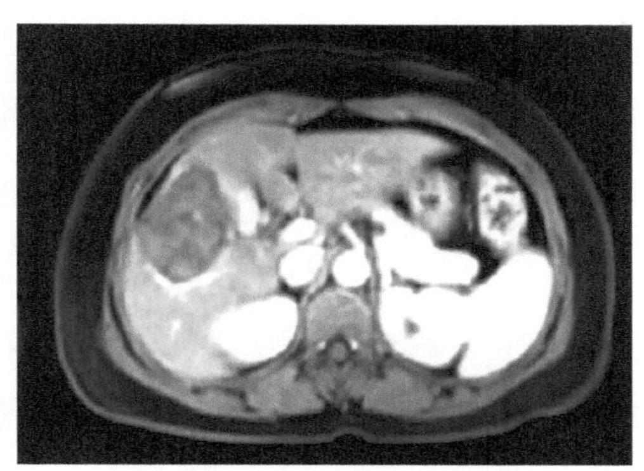

肝右叶肝癌完全消融，病灶动脉期无强化。

图 7-2　腹部增强 MRI（治疗 6 个月后）

病例分析

我国是乙肝大国，部分人感染乙肝后肝脏会经历炎性改变，逐渐发展至肝硬化及肝癌。肝癌的危险因素包括乙肝病毒感染、丙肝病毒感染、大量饮酒、食入被黄曲霉素污染的食物、铁贮积病、肥胖和糖尿病等。肝癌即肝脏恶性肿瘤，可分为原发性和继发性两大类。原发性肝癌中的肝细胞肝癌起源于肝脏上皮，在我国属高发、恶性度高的一类恶性肿瘤。由于肝细胞肝癌发病初期无明显症状且疾病进展迅速，60% ～ 70% 的患者确诊时已发展至晚期，仅有少数患者可获得根治性治疗机会。目前，临床对于肝细胞肝癌的治疗模式已由单一的外科手术转变为以外科切除为主的 MDT 模式，TACE、RFA 等均为常用治疗肝细胞肝癌的方法。

原发性肝癌按肿瘤大小可分为以下 4 种类型。①微小肝癌：肿瘤直径≤ 2 cm。②小肝癌：2 cm ＜肿瘤直径≤ 5 cm。③大肝癌：5 cm ＜肿瘤直径≤ 10 cm。④巨大肝癌：肿瘤直径＞ 10 cm。本例患者发现肝癌时肿瘤直径已有 9.8 cm，属于大肝癌。

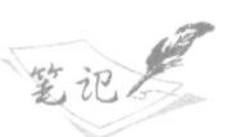

外科切除仍为大肝癌根治性治疗的首选方式。但大肝癌进行单一手术治疗后容易复发，且相当一部分大肝癌发现时无根治性切除机会，此患者即是如此。TACE 是治疗直径较大肝癌的常用方法，但当瘤体体积大时，其血供变异大，单纯进行 TACE 治疗病灶难以完全坏死，栓塞剂沉积不够充分，术后容易形成侧支循环而导致复发或转移。而多次 TACE 治疗又会增加肝功能损害风险，因此单纯 TACE 治疗对大肝癌的疗效较差，需要联合其他治疗方法。TACE 联合 RFA 治疗是大肝癌局部治疗的一种可选择的治疗方式，但治疗前应充分考虑治疗的利与弊、患者的一般情况是否可以耐受密集性的局部治疗。尽管该患者病灶直径达 9.8 cm，但在初次采用 TACE 联合 RFA 治疗后患者病灶大部分坏死明显，余残留区无明显增大，这可能与口服索拉非尼靶向治疗有一定关系。之后在多次联合治疗后疗效达到完全缓解，随访 4 年未见复发。这一结果提示 TACE 联合 RFA 及全身分子靶向治疗对大肝癌患者有较好的临床疗效，能够更好地控制肿瘤病情进展。

目前随着免疫治疗及靶向治疗等肿瘤精准治疗时代的到来，肝癌的控制效果大大提高。本例患者由于服用靶向药物难以耐受，服用 1 年后停药，但是在其身上可以看到微创治疗严格控制大肝癌的进展，所以对于肝脏肿瘤患者来说，目前治疗方法多样，需要准确性较高的预测模型预测每个患者最适宜的治疗方法，从而使病情得到最佳的控制。

孙巍教授病例点评

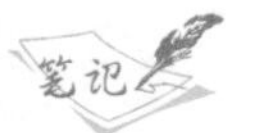

原发性肝癌的治疗方案是根据其病灶大小、个数及肝功能等制

定的，我国制定了详细的原发性肝癌诊疗指南，在指南中推荐对于单个大肝癌的患者可进行手术切除，单独 TACE、RFA，TACE 联合 RFA 等，但肝癌特性个体差异大，在指南指引的基础上，仍需依靠患者的肿瘤特性，为其提供个体化的诊疗方案。本例患者肝脏病灶为巨大肝癌，无根治性切除机会，且在其就医时国内获批的分子靶向药物仅有索拉非尼，那么微创治疗必须承担起更重要的责任。令人欣慰的是，此患者经过首次 TACE 联合 RFA 治疗后病灶坏死明显，再经过多次联合治疗及靶向治疗，疾病最终达到完全缓解。这提示我们对于不可切除的巨大肝癌，在遵循指南选择治疗方式的同时，个体化地选择治疗搭配方案是非常重要的。

【参考文献】

1. 国家卫生健康委员会 . 原发性肝癌诊疗指南（2022 年版）. 中国病毒病杂志，2022，12（2）：81-105.
2. VILLANUEVA A. Hepatocellular carcinoma. N Engl J Med，2019，380（15）：1450-1462.
3. 朱广志，严律南，彭涛 . 中国《原发性肝癌诊疗指南（2022 年版）》与《BCLC 预后预测和治疗推荐策略（2022 年版）》的解读 . 中国普外基础与临床杂志，2022，29（4）：434-439.
4. 王广志，何新红 . 影像导引肝脏恶性肿瘤多模态消融治疗技术专家共识 . 临床肝胆病杂志，2018，34（10）：2098-2102.

（于明华　整理）

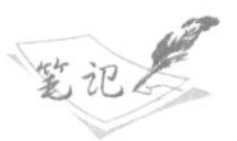

病例 8 局部微创治疗联合化疗治疗结肠癌孤立肝转移完全缓解一例

病历摘要

【基本信息】

患者，女，57 岁，主因“乙状结肠癌术后 2 年，肝区不适半个月”入院。

现病史：患者自述 2 年前因便秘就诊于当地医院，完善相关检查后诊断为乙状结肠癌，于当地医院行乙状结肠癌根治术，术前分期不详，术后病理提示乳头状高分化腺癌（pT3N0M0），浸润肠壁全层至浆膜，未见肿大淋巴结。术后口服卡培他滨化疗 3 个周期（具体剂量不详）。术后不规律间断复查。2 个月前复查全身 CT 提示肝 S8 段占位性病变，大小为 8.5 cm × 8.8 cm，乙状结肠术后改变，吻合口不厚。肿瘤系列：AFP 6.32 ng/mL，CEA 151.7 ng/mL，CA199 93.51 U/mL，

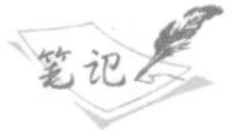

考虑为结肠癌肝转移，选择应用中药治疗（具体成分不详）。半个月前开始自觉肝区不适，无发热腹痛，无恶心呕吐，无纳差消瘦。入院前 3 天于当地复查腹部彩超提示肝内占位直径增至 10 cm × 9.4 cm，为进一步诊治就诊于我院并接受入院治疗。患者自发病以来，神志清楚，精神可，食欲睡眠可，二便正常，体重无明显变化。

既往史：否认高血压、冠心病、糖尿病病史，否认食物、药物过敏史。

个人及家族史：否认烟酒等不良嗜好。父亲故于结肠癌。

【体格检查】

ECOG 评分 1 分，体温 36.5 ℃，脉搏 78 次 / 分，呼吸 18 次 / 分，血压 130/80 mmHg，神志清楚。皮肤、巩膜无黄染，无肝掌、蜘蛛痣。全身浅表淋巴结未触及异常肿大。双肺呼吸音清，未闻及干湿啰音。心律齐，心音有力，各瓣膜未闻及病理性杂音。腹平软，无压痛及反跳痛，肝肋下两指可触及，质软，脾肋下未触及，肝区叩击痛阴性，移动性浊音阴性，双下肢无水肿。扑翼征和踝阵挛阴性。

【辅助检查】

入院后完善化验，肝功能：AST 35.7 U/L，ALT 29.7 U/L，TBIL 13.0 μmol/L，ALB 44 g/L，CHE 9134 U/L。肿瘤标志物：CEA 455.2 ng/mL，CA199 505 U/mL。

腹部增强 CT：肝内巨大占位，大小约为 11.3 cm × 11.2 cm × 8.4 cm，考虑为恶性、转移瘤（图 8-1）。

肝占位穿刺活检病理示肝脏穿刺组织中可见腺癌浸润。免疫组化：CDX-2（+），AE1/AE3（+），CK20（灶 +），Ki-67（90%+），CK19(+)，CK7(−)，villin(+)，MLH1(+)，MSH2(+)，MSH6(+)，PMS2（+），PD-1（−），PD-L1（−），Hep-1（−）。

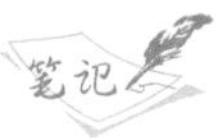

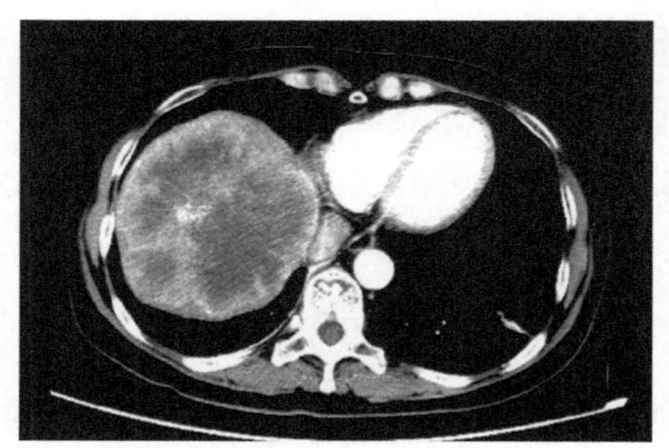

肝巨大转移瘤，大小约为 11.3 cm × 11.2 cm × 8.4 cm。

图 8-1 腹部增强 CT（初次就诊于我院）

【诊断】

诊断：乙状结肠癌术后肝转移 T3NxM1，Ⅳ期。

诊断依据：患者为中年女性，有结肠癌家族史。2 余年前有明确的结肠癌病史，行乙状结肠癌根治术，术后病理报告提示癌浸润肠壁全层至浆膜，局部 T3；仅描述未见淋巴结肿大，故 N 不详；初始 M0，曾行口服卡培他滨化疗 3 个周期，治疗欠规范，后出现肝占位进行性增大，以 CEA 及 CA199 升高为主，肝占位组织穿刺病理提示腺癌浸润，结合病史及免疫组化，结肠癌肝转移诊断明确，故为 M1。分期为Ⅳ期。

【治疗经过】

患者肝转移瘤病理组织送检 *KRAS* 及 *BRAF* 等基因检测，结果回报前开始规律接受 3 个周期 mFOLFOX6 方案化疗，具体方案：奥沙利铂 85 mg/m^2 150 mg d1+ 亚叶酸钙 400 mg/m^2 700 mg d1+ 氟尿嘧啶 400 mg/m^2 700 mg d1+ 氟尿嘧啶 2400 mg/m^2 4200 mg（持续 46 h）q14d。疗效评价为 SD，肿瘤标志物 CEA 及 CA199 有轻度升高趋势，基因检测回报 *KRAS* 基因野生型，故更换治疗方案为西妥昔单抗联合 FOLFIRI 方案化疗，具体方案：伊立替康 180 mg/m^2 300 mg

d1+ 亚叶酸钙 200 mg/m^2 330 mg d1+ 氟尿嘧啶 400 mg/m^2 625 mg d1+ 氟尿嘧啶 2400 mg/m^2 4000 mg（持续 46 h）+ 西妥昔单抗 500 mg/m^2 800 mg d1 q14d。初始 2 个周期治疗后疗效评价为 PR，故于当地医院继续该方案，共化疗 8 个周期。后患者自觉消化道反应及骨髓抑制明显，其间白细胞减少Ⅲ度，拒绝进一步治疗，返回我院复查肿瘤标志物 CEA 及 CA199 均明显下降，腹部增强 MRI 提示肝内肿瘤直径缩小至 6.37 cm × 5.97 cm，疗效评价为 PR。建议完成全疗程化疗后联合局部治疗控制肿瘤，但患者强烈拒绝继续化疗，故行 TACE 联合先后 2 次 RFA 治疗，术后 3 个月复查肿瘤标志物 CEA 及 CA199 恢复正常。腹部增强 CT 示肝内肿瘤病灶无活性，疗效评价为完全缓解（图 8-2）。

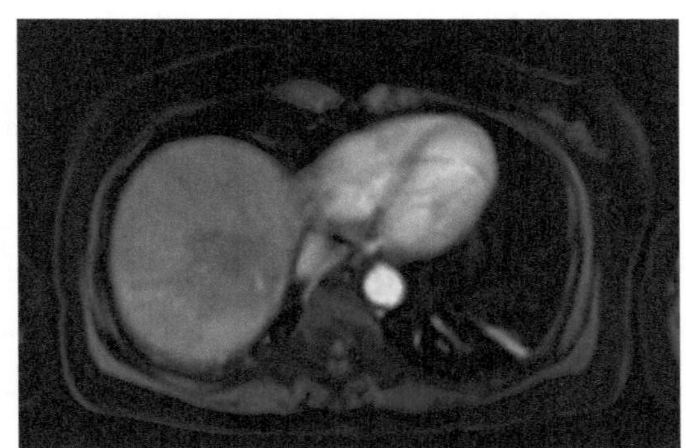

全身化疗联合局部微创治疗后达到完全缓解。

图 8-2　腹部增强 MRI（治疗 9 个月后）

【随访】

随后患者定期复查影像学及肿瘤标志物，无进展生存期达到 1 年。

病例分析

结直肠癌是全球癌症死亡的第三大常见原因，15% ～ 25% 的结

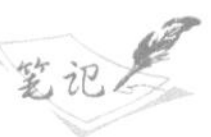

肠癌患者在确诊时即合并肝转移，而 15% ～ 25% 的患者伴有异时性肝转移。其中，绝大多数肝转移灶无法获得根治性切除。患者首次至我院就诊时，为行乙状结肠癌根治术后 2 余年，发现肝脏巨大占位，结合肝穿刺病理，诊断为乙状结肠癌术后肝转移（Ⅳ期）。对于这部分患者，首选 MDT 方法，包括系统性化疗、介入治疗、靶向治疗、局部消融治疗及放射治疗等，治疗方案应个体化精确选择。患者肝转移灶巨大，预计术后残余肝脏容积＜ 40%，为手术禁忌证，故采用氟尿嘧啶 / 亚叶酸钙（或卡培他滨）联合奥沙利铂或伊立替康的姑息一线化疗方案。指南推荐的 FOLFOX 和 FOLFIRI 方案用于转移性结直肠癌一线治疗的总生存期无明显差别。其中，奥沙利铂的不良反应主要是感觉神经异常，而伊立替康较常引起腹泻和脱发。本例患者在术后辅助治疗期间曾使用过卡培他滨，故首选 FOLFOX 方案治疗。

所有转移性结直肠癌患者均应进行基因检测，针对相应靶点，化疗联合靶向药物治疗显示出比单用化疗药更显著的疗效获益。对于 *RAS* 基因野生型患者，抗表皮生长因子受体（epidermal growth factor receptor，EGFR）单抗治疗效果更好，且疗效和肿瘤部位存在相关性。总体而言，左侧肿瘤的预后比右侧肿瘤更好，右侧肿瘤更易出现 *RAS*、*BRAF* 突变及微卫星高度不稳定，而左侧肿瘤则与 HER-2 扩增、染色体不稳定及有利于抗 EGFR 单抗治疗的基因表达谱表达相关。因此，抗 EGFR 单抗在左半结直肠癌肝转移患者中的客观缓解率和总生存率均优于抗血管内皮生长因子（vascular endothelial growth factor，VEGF）单抗；而右半结肠癌肝转移更多地受益于抗 VEGF 单抗。

笔记

病情进展后，FOLFOX 和 FOLFIRI 可互为一、二线治疗方案。

若一线使用 FOLFOX（或 CapeOX）± 分子靶向治疗，二线可考虑换用 FOLFIRI（或 mXELIRI）± 分子靶向治疗；若一线使用 FOLFIRI ± 分子靶向治疗，二线可考虑换用 FOLFOX（或 CapeOX）± 分子靶向治疗。西妥昔单抗一般不跨线治疗，而贝伐珠单抗可以跨线应用。

对于无法手术切除的肝转移灶，应该结合患者情况，选择适当的时机在系统性化疗基础上进行局部治疗，以加强对病灶的控制。与单独全身化疗相比，RFA 联合化疗的无进展生存期显著改善。一项回顾性研究显示，在结直肠癌肝转移患者中，单独使用 TACE 治疗的疾病控制率为 63.04%，患者中位 PFS 为 12.6 个月，中位 OS 为 20.7 个月；而 TACE 联合 RFA 治疗的疾病控制率达 82.61%，患者中位 PFS 为 18.9 个月，中位 OS 为 28.2 个月，临床结局显著获益。本例患者在通过全身化疗联合分子靶向治疗达到降低肿瘤负荷的目的后，应用局部 TACE 联合 RFA 治疗，PFS 达 1 年以上。

李文东教授病例点评

结肠癌肝转移总体预后较差，5 年生存率不到 20%，作为一类极难治愈的晚期恶性肿瘤，治疗手段以 MDT 的治疗模式为主。对于初始不可切除的转移性结肠癌，以全身化疗联合靶向治疗为基础，联合 TACE、肝动脉灌注化疗（hepatic arterial infusion chemotherapy，HAIC）、消融、放疗等局部治疗手段，扩大了转移性结肠癌的获益人群比例。对于转移器官、转移位置和转移数目不同的患者，需要肿瘤内科在内的多学科参与制定个体化的治疗方案，并且根据患者实时的耐受情况调整治疗方案，才能最大限度地使患者获益，实现在保证患者生活质量的前提下追求更长生存期的目标。

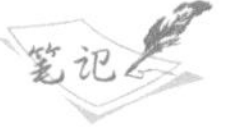

【参考文献】

1. 中国医师协会外科医师分会，中华医学会外科学分会胃肠外科学组，中华医学会外科学分会结直肠外科学组，等．中国结直肠癌肝转移诊断和综合治疗指南（2020）．中国临床医学，2021，28（1）：129-136.

2. YAMAZAKI K，NAGASE M，TAMAGAWA H，et al. Randomized phase Ⅲ study of bevacizumab plus FOLFIRI and bevacizumab plus mFOLFOX6 as first-line treatment for patients with metastatic colorectal cancer（WJOG4407G）. Ann Oncol，2016，27（8）：1539-1546.

3. RUERS T，VAN COEVORDEN F，PUNT C J，et al. Local treatment of unresectable colorectal liver metastases：results of a randomized phase Ⅱ trial. J Natl Cancer Inst，2017，109（9）：djx015.

4. 徐毅，唐岩，丁波，等．TACE 联合射频消融治疗结直肠癌肝转移的疗效及生存分析．国际肿瘤学杂志，2019，46（11）：673-677.

（赵青芳　整理）

病例 9 信迪利单抗单药治疗肝细胞肝癌合并门静脉癌栓完全缓解一例

病历摘要

【基本信息】

患者，男，68 岁，主因“发现 HBsAg 阳性 20 年，间断下肢水肿 2 年，加重 3 个月”入院。

现病史：20 年前患者因上腹部不适，伴纳差，就诊于我院，自述化验提示肝功能异常，HBsAg、HBeAg 及 HBcAb 阳性，HBV DNA 阳性（具体数值不详），诊断为慢性乙肝，接受短效干扰素皮下注射 1 个月后因无法耐受自行停用，未定期随诊。2 年前患者出现双下肢水肿，偶有头晕，无腹痛、腹胀等不适，未予重视。3 个月前自觉双下肢水肿进行性加重。6 天前就诊于我院门诊，查 HBV DNA 1.55×10^6 IU/mL；肝功能 ALT 84.2 U/L，AST 101.0 U/L，TBIL 23.2 μmol/L，ALB 37.2 g/L，

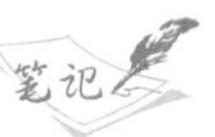

CHE 3305 U/L；肿瘤标志物 AFP 351.5 ng/mL。腹部增强 CT 提示肝 S6/S7 交界处结节灶，大小约为 2.7 cm × 2.3 cm，紧邻门静脉右支和下腔静脉，边界欠清，考虑恶性肿瘤可能性大，局部门静脉小分支显示欠清；肝硬化，脾大，腹水。为进一步治疗入院。

既往史：40 余年前因车祸导致肩胛骨骨裂及肺挫伤，未行手术治疗和输血。双侧肘部、颈部、下肢慢性皮炎 10 余年，曾不规律治疗。否认高血压、冠心病、糖尿病病史，否认其他传染病病史，否认食物、药物过敏史。

个人及家族史：吸烟史 30 年，平均 20 支 / 天，已戒。否认饮酒史。其子为乙肝携带者。

【体格检查】

体温 36.6 ℃，脉搏 76 次 / 分，呼吸 18 次 / 分，血压 105/65 mmHg，神志清楚，精神可。皮肤巩膜无黄染，肝掌及蜘蛛痣阳性，浅表淋巴结无肿大。双肺呼吸音清，未闻及干湿啰音。心律齐，各瓣膜未闻及病理性杂音。腹部饱满，压痛、反跳痛可疑阳性，腹部未触及包块，Murphy 征阴性，肝区叩痛阴性，移动性浊音阳性。双下肢中度凹陷性水肿。

【辅助检查】

入院后完善化验，血常规：WBC 4.80 × 10^9/L，NE% 73.91%，Hb 137 g/L，PLT 88.00 × 10^9/L。凝血功能：PT 13.1 s，PTA 67%。

胸部平扫 CT：右肺上叶支气管扩张，未见转移。

【诊断】

诊断：肝细胞肝癌（BCLC A 期 /CNLC Ⅰa 期）；乙肝肝硬化失代偿期，腹水。

诊断依据：①肝细胞肝癌：患者为老年男性，有乙肝肝硬化

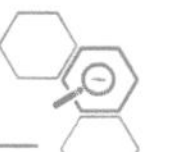

基础，以下肢水肿加重起病，AFP 水平升高，腹部增强 CT 提示肝 S6/S7 交界处约 2.7 cm × 2.3 cm 病灶，并呈现出动脉期病灶明显强化、门静脉期和延迟期肝内病灶强化低于肝实质，即“快进快出”的肝癌典型特征。临床原发性肝癌诊断成立，肿瘤单发，2 cm ＜直径＜ 3 cm，无脉管及远处转移证据，故分期为 BCLC A 期或 CNLC Ⅰa 期。②乙肝肝硬化失代偿期，腹水：患者 HBsAg 阳性大于半年，化验提示肝功能储备轻度减低，影像学检查提示肝硬化、腹水，已出现腹水等肝硬化失代偿期表现，故乙肝肝硬化失代偿期及腹水诊断成立。患者存在中量腹水，故肝功能 Child-Pugh 评分 7 分，为 B 级。

【治疗经过】

治疗上给予口服恩替卡韦 1 片每晚 1 次抗病毒治疗，呋塞米 20 mg 联合螺内酯 60 mg 每日 1 次利尿、消腹水。请外科会诊考虑患者病灶位置位于第一、第二肝门之间，紧邻大血管，手术难度大，不推荐手术治疗，而患者亦拒绝考虑肝移植治疗。故行 TACE 联合 RFA 局部治疗肿瘤。术后 2 个月复查影像学提示治疗后病灶未见异常强化，AFP 降至 25.3 ng/mL，HBV DNA ＜ 100 IU/mL，超声提示未及腹水，继续定期随诊。1 年后原病灶周边 S8/S5 新发病灶，直径约 1 cm，少量腹水；AFP 31.6 ng/mL，肝功能 Child-Pugh 评分 6 分。再次行 TACE 联合 RFA 治疗，病灶活性消失，继续定期随诊。8 个月后门诊复查 AFP 1046.6 ng/mL，腹部 MRI 提示门静脉系统广泛癌栓形成，肝右静脉可疑充盈缺损；肝硬化，脾大，腹水（图 9-1）。诊断为肝细胞肝癌（BCLC C 期 /CNLC Ⅲ a 期），开始口服仑伐替尼，初始剂量为每日顿服 12 mg，2 周后患者纳差明显，伴呕吐、乏力、消瘦，降为每日 8 mg，上述情况仍呈加重趋势，监测示转氨酶及胆红素升高，故停用，停药时 AFP 降至 244.7 ng/mL。1 个月后

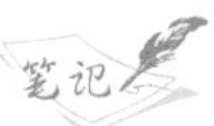

AFP 反弹至 352.3 ng/mL，复查肝功能恢复至基线水平，再次尝试小剂量口服仑伐替尼每日 4 mg，仍无法耐受，2 周后永久停用。后开始给予二线静脉滴注信迪利单抗 200 mg 单药每 3 周 1 次，治疗前 AFP 基线水平为 1063.1 ng/mL，治疗过程中 AFP 进行性下降，影像学检查提示门静脉癌栓缩小，13 个月后复查腹部增强 MRI 提示门静脉癌栓活性消失（图 9-2），AFP 水平恢复正常，临床疗效评价为 CR，继续原方案维持治疗。治疗期间不良反应：转氨酶轻度升高，为 G1 级，对症保肝治疗后定期复查，恢复正常；无肾脏毒性，甲状腺功能正常。

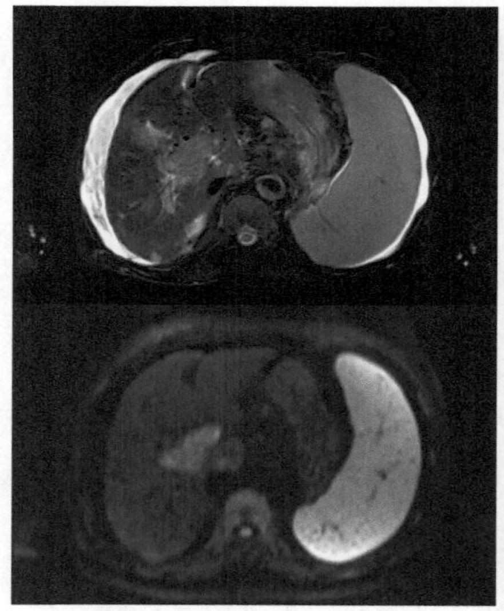

门静脉系统广泛癌栓形成，铸型。

图 9-1 腹部增强 MRI（免疫治疗前）

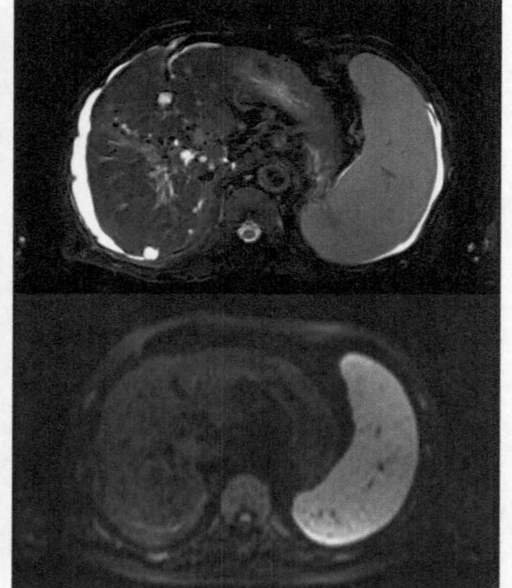

门静脉癌栓活性消失。

图 9-2 腹部增强 MRI（治疗 13 个月后）

【随访】

信迪利单抗单药持续治疗 2 年至完成疗程，其间定期复查腹部增强 MRI，疗效评价为 CR，无进展生存期达到 2 年。

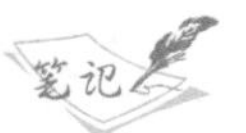

病例分析

随着对肝癌发病机制的深入研究，以索拉非尼和仑伐替尼为代表的靶向药物及以免疫检查点抑制剂 PD-1 和 PD-L1 为代表的免疫治疗药物的出现，使 HCC 的全身系统治疗取得了突破性进展。

在 HCC 的早期阶段，外科手术是其根治性治疗的首选方式，但部分患者合并有不同程度的肝硬化，使其无法耐受手术治疗。目前已经广泛应用的消融治疗具有对肝功能影响小、创伤小、疗效确切等特点，在一些早期肝癌患者中可以获得与手术切除类似的疗效。而 TACE 联合 RFA 治疗的总生存期和无复发生存期均高于单独使用 RFA 或 TACE。本例患者初诊为 HCC 时属于早期，由于病灶位置特殊，外科手术难度大，行 TACE 联合 RFA 疗效确切。

肝癌细胞易侵犯肝内的脉管系统，尤其是门静脉系统，一旦形成 PVTT，短时间内可出现肝内外转移、门静脉高压、黄疸、腹水及消化道出血等情况，中位生存时间仅为 2.7 ～ 4 个月。本例患者第 2 次局部治疗术后 8 个月发现 PVTT，进入晚期肝癌范畴。当时各指南均推荐以一线索拉非尼、仑伐替尼等全身药物治疗为主。

仑伐替尼是 VEGFR1 ～ VEGFR3、FGFR、PDGFRα、KIT 和 RET 的小分子抑制剂。REFLECT 多中心临床Ⅲ期研究显示，仑伐替尼的中位生存时间非劣效于索拉非尼，而无进展生存期、进展时间、客观缓解率均优于索拉非尼。据报道，对 HBV 阳性患者，仑伐替尼的疗效优于索拉非尼。其常见不良反应为高血压、蛋白尿、腹泻、食欲下降、疲劳及手足综合征等。

近年来，以 PD-1/PD-L1 为代表的免疫检查点抑制剂在肿瘤治疗方面有了显著疗效。2018 年，纳武利尤单抗和帕博利珠单抗在我国

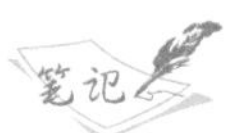

上市，但由于价格昂贵而被极大地限制了临床应用范围。我国研发的创新性药物 PD-1 抑制剂信迪利单抗在肝癌治疗中与纳武利尤单抗和帕博利珠单抗疗效相当，客观缓解率达到 15.7%，成了晚期肝癌患者可及的治疗选择之一。

HCC 合并 PVTT 的患者预后较差，但联合治疗模式的疗效优于单药治疗模式。近年来免疫治疗在 HCC 治疗中的研究进展迅速，给部分患者带来了明显获益。因此针对 HCC 合并 PVTT 的患者，免疫治疗将是其优选的联合治疗手段之一。同时，临床医生需要考虑最佳联合治疗策略和最佳联合时机，为有效的个体化治疗奠定基础。

李文东教授病例点评

高危部位尤其是邻近大血管的肝癌，消融治疗后复发率相对较高，对其进行积极随访监测非常重要。我国肝癌合并 PVTT 的患者数量多，病情复杂，且预后很差。MDT 是这类肝癌患者的最佳治疗模式，条件允许者可考虑手术或联合 TACE，但抗肿瘤药物系统治疗是需要贯穿始终的主要治疗手段。一线靶向药物不耐受者，可以考虑包括免疫检查点抑制剂在内的二线治疗或联合治疗，也可能取得良好的效果，延长患者的生存期。

【参考文献】

1. IKEDA K，OSAKI Y，NAKANISHI H，et al. Recent progress radiofrequency ablation therapy for hepatocellular carcinoma. Oncol，2014，87（1）：73-77.
2. ZHANG Z M，LAI E C，ZHANG C，et al. The strategies for treating primary hepatocellular carcinoma with portal vein tumor thrombus. Int J Surg，2015，20：8-16.

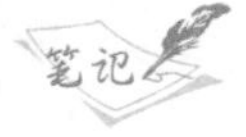

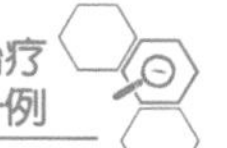

3. KUDO M，FINN R S，QIN S，et al. Lenvatinib versus sorafenib in first-line treatment of patients with unresectable hepatocellular carcinoma：a randomised phase 3 non-inferiority trial. Lancet，2018，391（10126）：1163-1173.

4. CASADEI GARDINI A，PUZZONI M，MONTAGNANI F，et al. Profile of lenvatinib in the treatment of hepatocellular carcinoma：design，development，potential place in therapy and network meta-analysis of hepatitis B and hepatitis C in all phase Ⅲ trials. Onco Targets Ther，2019，12：2981-2988.

5. ZHU A X，FINN R S，EDELINE J，et al. Pembrolizumab in patients with advanced hepatocellular carcinoma previously treated with sorafenib（KEYNOTE-224）：a non-randomised，open-label phase 2 trial. Lancet Oncology，2018，19（7）：940-952.

（赵青芳　整理）

病例 10 肝癌免疫治疗相关性心脏毒性一例

病历摘要

【基本信息】

患者，男，73 岁，主因“发现肝占位 5 余年，肌钙蛋白升高 1 日”入院。

现病史：患者 5 余年前体检时发现肝占位，化验示 HBsAg 阳性，HBV DNA 64 000 IU/mL，AFP 277.53 ng/mL。腹部增强 CT 提示肝右叶占位性病变，考虑为恶性病变，符合肝硬化改变，可见少量腹水。当地医院诊断为“肝细胞肝癌、乙肝肝硬化失代偿期”，给予口服恩替卡韦 0.5 mg 每晚 1 次抗病毒治疗，并行 TACE 联合微波消融术根治肿瘤。此后定期随诊，2 年前影像学检查提示肿瘤复发，先后接受一线索拉非尼、二线仑伐替尼抗肿瘤治疗，药物剂量及治疗期间肿

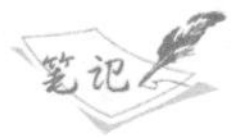

瘤评效不详。3 个月前就诊于我科，对比既往影像资料，评效肿瘤进展，拟诊为肝细胞肝癌（BCLC B 期 /CNLC Ⅱ b 期），因病灶多发，给予三线静脉滴注卡瑞利珠单抗 200 mg 每 3 周 1 次，完成 3 个周期的治疗。1 日前监测肌钙蛋白升高，肌钙蛋白 I 测定为 0.062 ng/mL，患者无胸痛胸闷及气短，无下肢水肿，无咳嗽咳痰及发热，无心悸乏力及晕厥等不适。门诊收住入院。

既往史：前列腺增生病史数年，长期口服盐酸特拉唑嗪 2 mg 每日 1 次治疗。高血压病史数年，血压最高达 180/100 mmHg，目前口服苯磺酸氨氯地平片 5 mg 每日 1 次治疗，血压控制在 140/80 mmHg 左右。否认冠心病、糖尿病及其他慢性病病史，否认食物、药物过敏史，否认手术、外伤史。

个人史及家族史：否认吸烟史，偶饮酒。否认乙肝及肝癌家族史。

【体格检查】

体温 36.9 ℃，脉搏 75 次 / 分，呼吸 18 次 / 分，血压 146/81 mmHg，神志清楚，精神正常。肝掌及蜘蛛痣阴性。双肺呼吸音清，未闻及干湿啰音及胸膜摩擦音。心律齐，各瓣膜听诊区未闻及病理性杂音。腹部柔软，全腹无压痛及反跳痛，肝、脾未触及，移动性浊音阴性，双下肢无水肿。

【辅助检查】

入院后完善检查，血常规：WBC 2.11 × 10^9/L，PLT 43.00 × 10^9/L，HGB 134.00 g/L。生化：ALT 40.5 U/L，AST 61.3 U/L，TBIL 47.8 μmol/L，DBIL 16.8 μmol/L，ALB 34.1 g/L，CHE 3793 U/L，K^+ 4.11 mmol/L，Cr 63.8 μmol/L。凝血功能：PT 12.30 s，PTA 82.00%，D-Dimer 2.67 mg/L。心肌酶谱：肌红蛋白 115.70 ng/mL，LDH 349.0 U/L，CK 405.3 U/L，CK-MB 61.4 U/L，HBDH 284 U/L，CRP 2.6 mg/L。BNP 34.00 pg/mL。

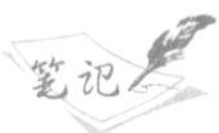

心电图：窦性心律，正常心电图。

超声心动图：三尖瓣中量反流，二尖瓣少量反流，主动脉瓣少量反流，左心室舒张功能障碍，左心室射血分数 71%。

【诊断】

诊断：ICIs 相关心肌损伤 G1 级；肝细胞肝癌（BCLC B 期 / CNLC Ⅱ b 期）；乙肝肝硬化失代偿期；高血压病 3 级（很高危）；前列腺增生。

诊断依据：① ICIs 相关心肌损伤 G1 级：患者 ICIs 治疗 3 个周期后监测心脏标志物 TnI、CK-MB 升高，无胸痛等不适，BNP 正常，心电图正常，超声心动图与基线无显著差异，经心内科会诊除外冠心病所致心肌损害，考虑诊断成立。②肝细胞肝癌（BCLC B 期 / CNLC Ⅱ b 期）：患者为老年男性，有乙肝肝硬化基础，腹部增强 CT 提示肝内可见多发占位，符合"快进快出"表现，占位多于 4 个，未见血管受侵及肝外转移表现。肝功能 Child-Pugh B 级，PS 1 分，上述诊断成立。③乙肝肝硬化失代偿期：患者发现 HBsAg 阳性 5 年，腹部增强 CT 提示肝脏体积不大，表面欠光滑，呈波浪状改变，肝裂增宽，符合肝硬化改变，已出现腹水等肝硬化失代偿期表现，故诊断。因存在少量腹水、轻度胆红素升高及白蛋白下降，Child-Pugh 评分 8 分，为 B 级。④高血压病 3 级（很高危）：高血压延续病史，病程中血压最高达 180/100 mmHg，达 3 级，患者为男性，年龄大于 55 岁，故属于很高危组。⑤前列腺增生：病史提供，延续诊断。

【治疗经过】

停用 ICIs，卧床休息，心电监护，监测心脏标志物、BNP、心电图、超声心动图。

药物治疗：起始予口服泼尼松 60 mg（1 mg/kg）每日 1 次，监

测提示心肌钙蛋白逐渐升高，3 日后予静脉滴注甲泼尼龙琥珀酸钠 120 mg（2 mg/kg）每日 1 次，维持 1 周，后调整为口服泼尼松 100 mg 每日 1 次，每周减量 10 mg，减量至 20 mg 后每周减量 5 mg，4 周后彻底停药。激素治疗期间同时给予抑酸、补钙、预防感染、监测血糖及血压等。治疗期间监测心电图提示间断出现异常，如心房颤动、T 波异常、房性期前收缩、室性期前收缩、下壁异常 Q 波，请心内科会诊，给予美托洛尔控制心律。监测超声心动图过程中未见室壁运动异常，左心室射血分数波动在 60% ～ 75%。病程中出现心肌损伤标志物水平波动（图 10-1），查冠状动脉 CT 未见狭窄。治疗过程中出现右侧肢体肌力下降，查头颅 CT 符合脑梗死表现。因血小板低、肝功能异常未予抗血小板及降脂治疗，给予低盐低脂、康复治疗。

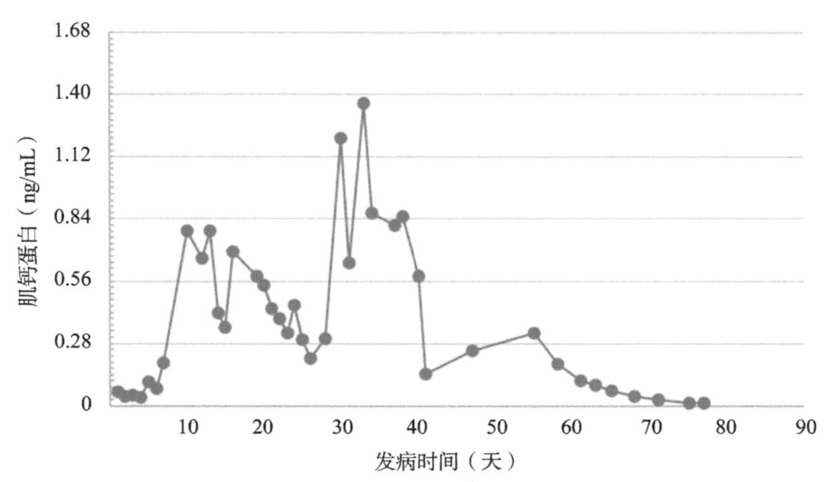

图 10-1　患者发病后肌钙蛋白水平变化趋势

【随访】

停用激素治疗后随访 1 年，未见心肌损伤标志物水平异常，且未发生急性心血管事件。

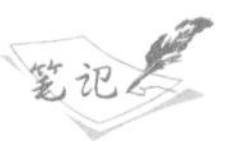

病例分析

关于 ICIs 在 HCC 治疗方面的作用，近年来已进行了很多研究，并取得了令人惊喜的结果。目前 ICIs 为中晚期 HCC 的主要治疗方式之一，随着 ICIs 在 HCC 中的广泛应用，其毒性也得到越来越多的关注。ICIs 常见毒性包括皮肤毒性、内分泌毒性、肝脏毒性、胃肠毒性等，少见毒性包括神经毒性、血液毒性、肾脏毒性、心脏毒性等。

ICIs 相关心脏毒性发病率低，约为 1.14%，但 ICIs 相关心肌炎的死亡率高达 46%。其中位发病时间在 30 天左右。糖尿病可以增加患 ICIs 相关心肌炎的风险，心肌钙蛋白升高程度与其预后相关。早期应用糖皮质激素能够降低 ICIs 相关心肌炎患者严重心血管不良事件的发生率。ICIs 相关心肌炎可表现为胸痛、心悸、胸闷、乏力等不适。心内膜心肌活检为本病诊断的金标准，但因其为创伤性检查，不常规推荐，而心电图、超声心动图、心脏 MRI、心肌损伤标志物等常用于 ICIs 相关心肌炎诊断。ICIs 相关心肌炎需要与急性冠脉综合征、病毒性心肌炎等疾病进行鉴别诊断，其治疗常见药物包括糖皮质激素、抗胸腺细胞球蛋白及英夫利昔单抗等。

本例患者因应用 ICIs 3 个周期后出现肌钙蛋白升高就诊于我院，完善化验、检查及结合病史，考虑为 ICIs 相关心肌损伤。患者高龄，存在高血压基础，为降低严重心血管不良事件发生率，入院后 24 小时内即积极予糖皮质激素治疗，其间密切监测心肌标志物、BNP、心电图、超声心动图等动态变化，随时调整治疗方案，同时积极干预激素相关不良反应，保证患者生命安全。整体病程持续 2 月余，随访 1 年未发生恶性心血管事件。

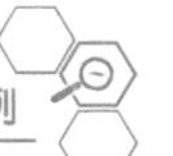

孙巍教授病例点评

ICIs 相关心肌损伤发病率低，死亡率高，早诊断、早治疗可显著降低其死亡率。此患者 ICIs 治疗期间规律监测心肌损伤标志物、心电图，做到了早期诊断，且患者发病 24 小时内接受口服糖皮质激素并及时接受静脉糖皮质激素冲击治疗，在大剂量糖皮质激素治疗下肌钙蛋白逐渐下降，但过程比较缓慢，治疗 2 月余后心肌损伤标志物恢复正常，治疗期间未发生严重心血管不良事件。这提示我们，对接受 ICIs 治疗者需规律监测心肌损伤标志物、心电图、超声心动图等，一旦怀疑为 ICIs 相关心脏毒性须即刻进行全面评估诊治，遵循药物逐渐减量原则并密切检测相关标志物。

【参考文献】

1. MAHMOOD S S，FRADLEY M G，COHEN J V，et al. Myocarditis in patients treated with immune checkpoint inhibitors. J Am Coll Cardiol，2018，71（16）：1755-1764.
2. MOSLEHI J J，SALEM J E，SOSMAN J A，et al. Increased reporting of fatal immune checkpoint inhibitor-associated myocarditis. Lancet，2018，391（10124）：933.
3. 中国抗癌协会整合肿瘤心脏病学分会，中华医学会心血管病学分会肿瘤心脏病学学组，中国医师协会心血管内科医师分会肿瘤心脏病学专业委员会，等 . 免疫检查点抑制剂相关心肌炎监测与管理中国专家共识（2020 版）. 中国肿瘤临床，2020，47（20）：12.
4. 陈灏珠，钟南山，陆再英，等 . 内科学 . 北京：人民卫生出版社，2013：220-254.
5. 中华人民共和国国家卫生健康委员会医政医管局 . 原发性肝癌诊疗规范（2019 年版）. 中华消化外科杂志，2020，19（1）：1-20.

（刘晓民　整理）

病例 11 卡瑞利珠单抗致重症免疫相关性肺炎一例

病历摘要

【基本信息】

患者，女，79 岁，主因“发现肝占位 1 余年，乏力伴咳痰 3 天”入院。

现病史：患者 1 余年前因腹胀就诊于北京某医院，查腹部增强 MRI 提示肝脏富血供占位，直径约 9.5 cm，恶性倾向，考虑为肝癌可能性大。随后患者转诊至我院完善检查，结果显示丙肝病毒抗体阳性，丙肝病毒基因分型 1b 型，丙肝病毒定量 8.49×10^5 IU/mL，AFP 464.11 ng/mL。临床诊断为肝细胞肝癌（BCLC B 期 /CNLC Ⅱ b 期）、慢性丙肝，给予口服来迪派韦索磷布韦 1 片每日 1 次连服 12 周抗病毒，住院后进行肝脏穿刺活检及 TACE，病理回报示中分化肝细

胞肝癌。免疫组化：CD34（+），CK19（−），CK7（−），GPC-3（+），GS（+），HSP70（−），Hep-1（+），Ki-67（30%+），CAM 5.2（+），网织红细胞染色（+）。2 个月后复查腹部 MRI 提示肝内治疗后病灶大部分活性消失，部分仍可见强化，考虑为肿瘤残存，再次行 TACE。AFP 曾一度下降至 197.37 ng/mL，后反弹至 636.99 ng/mL。3 个月后复查腹部 MRI 提示肝内治疗后病灶及边缘异常强化，范围较前略增大，考虑为肿瘤残存，同时监测 AFP 5183.71 ng/mL，故再次行 TACE，并开始口服索拉非尼 200 mg 每日 2 次靶向治疗。治疗 1 个月期间因出现手足综合征Ⅱ度，患者自觉无法耐受，停用索拉非尼，停药后上述不良反应均缓解。2 个月前患者复查 AFP 升至 14 115.09 ng/mL，故开始静脉滴注卡瑞利珠单抗 200 mg 每 3 周 1 次免疫治疗 2 个周期，同时联合口服瑞戈非尼 160 mg 每日 1 次，以连服 3 周停 1 周为 1 个周期靶向治疗。3 天前患者无诱因出现乏力伴咳白痰，量少，无咯血，无脓痰，偶有轻度憋气，无发热盗汗，无气短、夜间阵发性呼吸困难，无胸痛、腹胀纳差，无腹痛腹泻，无尿频尿急等不适。故就诊于我院门诊，查 AFP 11 100.84 ng/mL，K^+ 2.51 mmol/L，Na^+ 125.3 mmol/L，AST 68.2 U/L，TBIL 24.4 μmol/L，ALB 28.2 g/L，Cr 41.9 μmol/L，GLU 13.97 mmol/L。胸部平扫 CT 提示双肺散在分布斑片、磨玻璃影及索条（图 11-1），考虑间质性炎症可能，为进一步诊治入院。

既往史：冠心病病史 10 余年，口服单硝酸异山梨酯 40 mg 每日 1 次，近期无心绞痛发作。高血压病史 1 余年，血压最高 195/80 mmHg，口服马来酸氨氯地平 2.5 mg 及替米沙坦 40 mg 每日 1 次控制血压，血压控制合格。3 年前因重度骨质疏松致腰椎压缩性骨折，行骨水泥术。无输血史或静脉吸毒史。

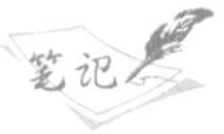

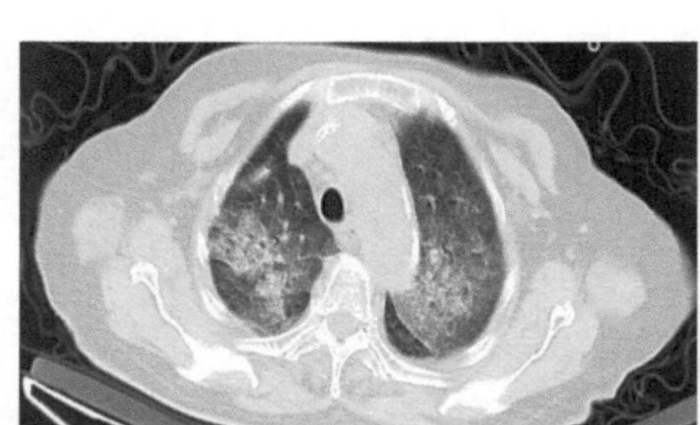
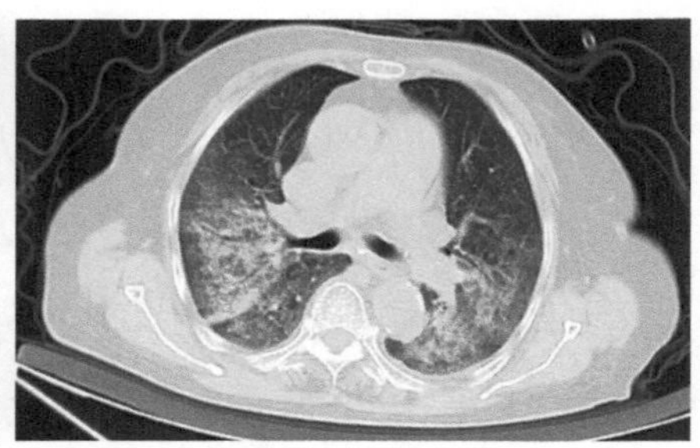

双肺散在分布斑片、磨玻璃影及索条。

图 11-1 胸部平扫 CT（治疗前）

个人史：否认吸烟、饮酒等不良嗜好。

【体格检查】

体温 36 ℃，脉搏 97 次 / 分，呼吸 19 次 / 分，血压 112/76 mmHg。指尖氧饱和度 90%（未吸氧），神志清楚，精神可。皮肤、巩膜无黄染，无肝掌、蜘蛛痣。双肺呼吸音清，可闻及散在湿啰音，右肺为主。心律齐，各瓣膜未闻及病理性杂音。腹平软，无压痛及反跳痛，肝、脾肋下未触及，肝区叩击痛阴性，移动性浊音阴性，双下肢凹陷性水肿。扑翼征和踝阵挛阴性。

【辅助检查】

入院后完善检查，血常规：WBC 10.18 × 10^9/L，NE% 80.30%，HGB 131 g/L，PLT 183.00 × 10^9/L。甲状腺功能：T_3 0.60 ng/mL，TSH 10.94 μIU/mL。肌红蛋白 + 肌钙蛋白 +CK-MB 未见异常。降钙素原 0.05 ng/mL。CRP 64.0 mg/L。HCV RNA 小于最低检出限。血气分析（未吸氧）：pH 7.467，PCO_2 25.00 mmHg，PO_2 51.50 mmHg，BE -3.30 mmol/L，HCO_3^- 18.20 mmol/L，SO_2 88.50%。

心电图：窦性心律，房性期前收缩。

【诊断】

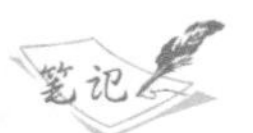

诊断：免疫相关性肺炎，Ⅰ型呼吸衰竭；肝细胞肝癌（BCLC B

期 /CNLC Ⅱ b 期）；慢性丙肝；低钾血症，低钠血症；2 型糖尿病；甲状腺功能减退；冠心病，高血压病 3 级（很高危），重度骨质疏松。

诊断依据：①免疫相关性肺炎，Ⅰ型呼吸衰竭：患者为老年女性，急性起病，近期因肝细胞肝癌应用卡瑞利珠单抗免疫治疗 2 个周期，3 天前出现咳白痰，伴憋气，无发热，无咯血，查体肺部可及湿啰音，化验提示血象升高，血气分析提示未吸氧状态下氧分压低于 60 mmHg，二氧化碳分压低于 50 mmHg，胸部 CT 提示双肺散在分布斑片、磨玻璃影及索条，考虑为间质性炎症并继发Ⅰ型呼吸衰竭，排除感染等其他原因所致肺炎，考虑为免疫药物导致。入院后应用激素治疗有效，支持免疫相关性肺炎诊断。患者肺炎累及范围超过 50%，PaO_2/FiO_2 为 245 mmHg，故为 G3 级。②肝细胞肝癌：患者为老年女性，隐匿起病，有丙肝基础，以腹胀为主要临床表现，化验提示 AFP 升高，腹部增强 MRI 提示肝脏巨大占位，动脉期强化，呈“快进快出”征，符合原发性肝癌的影像学表现，肝脏病理为肝细胞肝癌，故明确诊断，已先后行介入、靶向及免疫治疗。目前患者肿瘤多发，无血管侵犯及远处转移，故分期为 BCLC B 期 /CNLC Ⅱ b 期。③慢性丙肝：患者有慢性病病史，曾检查出丙肝抗体阳性，抗病毒治疗后目前抗体阴性。影像学检查示肝形态尚可，治疗前肝功能储备正常（近期低白蛋白，考虑为消耗所致，非肝合成能力受损），转氨酶升高，故该病诊断明确。④低钾血症，低钠血症：患者门诊化验提示血钾、血钠低于正常，故诊断明确。⑤ 2 型糖尿病：患者餐后血糖多次＞ 11.1 mmol/l，糖化血红蛋白＞ 6.5%，故诊断明确。⑥甲状腺功能减退：患者应用卡瑞利珠单抗治疗后乏力，甲状腺功能检查提示 T_3 下降，TSH 升高，故诊断明确。⑦冠心病，高血压病 3 级（很高危），重度骨质疏松：既往病史提供，诊断明确。

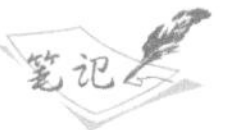

【治疗经过】

入院后给予吸氧，监测生命体征，每日给予静脉滴注甲泼尼龙 100 mg 抗炎 [按 2 mg/（kg · d）给药]，莫西沙星抗感染，奥美拉唑保护胃黏膜；口服磺胺预防肺孢子菌肺炎，碳酸钙补钙，单硝酸异山梨酯扩张冠状动脉，氨氯地平及替米沙坦降压，胰岛素降糖，左甲状腺素钠纠正甲状腺功能减退，浓钠补钠，枸橼酸钾补钾等治疗。患者自觉憋气乏力的症状明显缓解，咳嗽咳痰减少，指尖氧饱和度 100%（吸氧 2 L/min）。血气分析（未吸氧）：pH 7.434，PO_2 79.50 mmHg，PCO_2 28.90 mmHg，SO_2 96.30%。故甲泼尼龙 100 mg 静脉滴注 5 天后改为泼尼松龙 110 mg 口服每日 1 次，12 天后复查胸部 CT 提示双肺散在分布斑片、磨玻璃影及索条，考虑间质性炎症较前吸收（图 11-2），开始激素减量，每周减量 15%，预计 6 周减停。住院期间查下肢血管超声：双下肢动脉多发斑块形成，左侧股浅静脉及左侧小腿肌间静脉血栓形成，给予低分子肝素抗凝治疗。

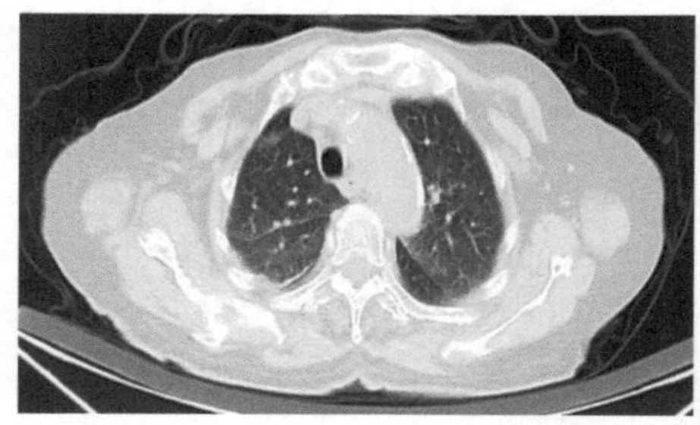
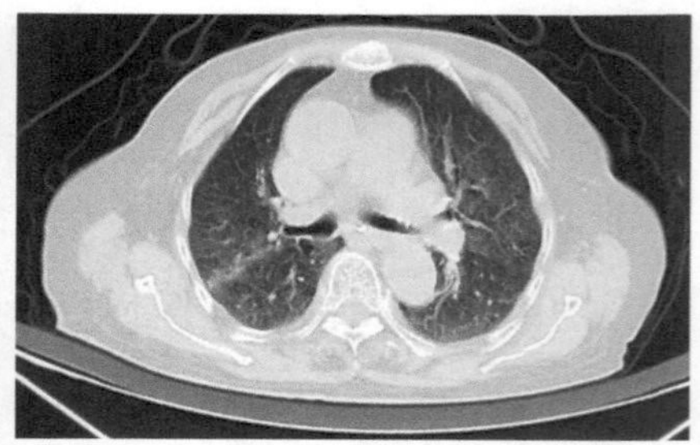

双肺间质性炎症较前明显吸收。

图 11-2　胸部平扫 CT（治疗 12 天后）

【随访】

患者出院后规律口服泼尼松龙，4 周减停，复查胸部 CT 提示肺部炎症吸收。

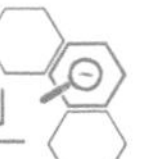

病例分析

患者为老年女性，急性起病，基础病为肝癌，应用卡瑞利珠单抗免疫治疗 2 个周期后出现 PD-1 抑制剂相关的 G3 级肺毒性。根据 2021 年 CSCO 指南推荐，给予激素抗炎治疗，同时预防消化道出血、肺孢子菌肺炎、骨质疏松等因大量应用激素引起的不良反应。患者经以上治疗后明显好转。

近年来，ICIs 作为新型的免疫治疗手段，已经给恶性肿瘤患者带来了显著的临床获益，延长了患者生存期。然而，ICIs 相关的毒性，即免疫相关不良反应随之而来。有研究表明免疫相关不良反应的总体发生率为 79% ～ 82%，其中 12% ～ 14% 的毒性为 3 ～ 4 级，0.3% ～ 1.3% 的毒性具有致命性。

免疫相关性肺炎是一种罕见但有致命威胁的严重不良事件，在 PD-1 抑制剂相关死亡事件中占 35%。临床研究数据显示，PD-1 抑制剂所致的所有级别的肺炎及重症肺炎发生率分别为 3.6% 和 1.1%。免疫相关性肺炎可发生在治疗的任何阶段，中位时间在 2.8 个月左右。其临床症状包括呼吸困难、咳嗽、发热或胸痛，偶尔会发生缺氧甚至呼吸衰竭，但约 1/3 的患者可无任何症状，仅有影像学检查异常。影像学检查上多见磨玻璃结节影或斑片结节浸润影，主要位于两肺下叶，其次为中叶，上叶最少见。大部分的免疫相关性肺炎需要激素或免疫抑制剂治疗。

李文东教授病例点评

近几年 ICIs 治疗在肿瘤患者中的应用如火如荼，ICIs 在为肿瘤

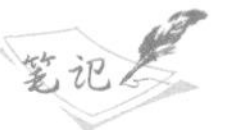

患者带来新希望的同时也带来了挑战。在基线评估排除风险后，应用 ICIs 应密切监测患者病情变化，警惕各个系统免疫相关不良反应的发生，即使在停用 ICIs 治疗后，对于毒性分级高的，及时、早期、足量使用糖皮质激素干预是免疫相关毒性综合管理的主要手段，必要时需要配合其他免疫抑制剂。糖皮质激素停药应遵循缓慢减量的原则，需要 4 周以上（有时 6 ～ 8 周或更长）以预防免疫相关不良反应复发。具体可参照 CSCO ICIs 相关的毒性管理指南进行处理。

【参考文献】

1. BOUTROS C，TARHINI A，ROUTIER E，et al. Safety profiles of anti-CTLA-4 and anti-PD-1 antibodies alone and in combination. Nat Rev Clin Oncol，2016，13（8）：473-486.
2. WANG D Y，SALEM J E，COHEN J V，et al. Fatal toxic effects associated with immune checkpoint inhibitors：a systematic review and meta-analysis. JAMA Oncol，2018，4（12）：1721-1728.
3. KHUNGER M，RAKSHIT S，PASUPULETI V，et al. Incidence of pneumonitis with use of programmed death 1 and programmed death-ligand 1 inhibitors in non-small cell lung cancer：a systematic review and meta-analysis of trials. Chest，2017，152（2）：271-281.
4. NAIDOO J，WANG X，WOO K M，et al. Pneumonitis in patients treated with anti-programmed death-1/programmed death ligand 1 therapy. J Clin Oncol，2017，35(7)：709-717.
5. SURESH K，VOONG K R，SHANKAR B，et al. Pneumonitis in non-small cell lung cancer patients receiving immune checkpoint immunotherapy：incidence and risk factors. J Thorac Oncol，2018，13（12）：1930-1939.
6. 中国临床肿瘤学会指南工作 . 中国临床肿瘤学会（CSCO）免疫检查点抑制剂相关的毒性管理指南 2021. 北京：人民卫生出版社，2021.

（孙莎莎　整理）

病例 12
HIV 相关伯基特淋巴瘤一例

病历摘要

【基本信息】

患者，男，58 岁，主因“左颈部肿块 1 月余”入院。

现病史：患者 1 个多月前触及左颈部肿块，自述为类圆形，约核桃大小，质硬，活动度可，无压痛，未予以重视，后肿块迅速增大伴局部皮肤红肿，3 周前就诊于外院，完善颈部 CT 示左颈部肿块，大小约为 7 cm × 6 cm，胸腹盆 CT 未见异常。行左颈部肿块穿刺活检，术后病理示小圆形恶性肿瘤细胞，倾向非霍奇金淋巴瘤（B 细胞来源），免疫组化：AE1/AE3(－)，LCA(3+)，CD20(3+)，PAX-5(2+)，CD3（+），CD45R0（－）。2 周前开始口服泼尼松 50 mg 联合来那度胺 25 mg 每日 1 次治疗。服药期间左颈部肿块仍迅速增大，伴有表

面皮肤破溃、疼痛，并出现吞咽困难、声音嘶哑及进食饮水呛咳等不适。因在外院发现 HIV 抗体阳性遂就诊于我院，经我院病理科会诊提示形态学符合高级别 B 细胞淋巴瘤，FISH 检测示 *c-Myc* 基因扩增，考虑为伯基特淋巴瘤，故入院治疗。自患病以来，患者纳差，精神、睡眠欠佳，二便如常，无发热，无盗汗，近 1 个月体重下降 10 kg。

既往史：高血压病史数年，血压最高为 170/100 mmHg，现口服非洛地平、缬沙坦、比索洛尔每日各 1 片降压治疗，平素血压控制良好。发现 HIV 抗体阳性 3 周，确证试验阳性，已开始高效抗逆转录病毒治疗抗病毒 2 周，具体药物及剂量：替诺福韦酯 0.3 g + 拉米夫定 0.3 g + 依非韦伦 0.2 g，每日 1 次，无不良反应。确诊梅毒 1 个月，已行青霉素治疗。否认其他传染病病史，否认食物、药物过敏史，否认手术史、外伤史及输血史。

个人史：无冶游史，否认吸烟、饮酒等不良嗜好。

【体格检查】

ECOG 评分 1 分，体温 36 ℃，脉搏 88 次 / 分，呼吸 20 次 / 分，血压 143/100 mmHg。左颈部肿块，形状不规则，最长径约 30 cm，质硬，固定，压痛阳性，与表面皮肤粘连，表面皮肤充血，可见散在破溃，无异常分泌物。余浅表淋巴结未触及肿大。双肺呼吸音清，未闻及干湿啰音。心律齐，各瓣膜未闻及病理性杂音。腹部平坦，无压痛，移动性浊音阴性，双下肢无水肿。

【辅助检查】

入院后完善检查，辅助 T 细胞亚群：$CD4^{+}T$ 细胞 61 个 /μL；LDH 861.4 U/L。血常规、肿瘤系列、肝肾功能及凝血组合四项未见异常。乙肝五项、丙肝抗体均阴性。

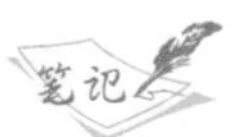

颈部增强 CT：左侧颈部见巨大软组织密度肿块影，形态不规则，

上缘达颞骨岩部水平，下缘达胸骨柄后水平，最宽处约 11 cm，病变内部密度基本均匀，CT 值约 46 HU，病变与左侧颈部血管分界不清，气管、食管、甲状腺受压右移，椎前间隙、左侧颅面部及左颈后肌间隙显示不清，肿块邻近皮肤增厚，皮下脂肪间隙部分消失。右侧颌下及颏下可见多发稍大淋巴结。结合临床考虑为淋巴瘤（图 12-1）。

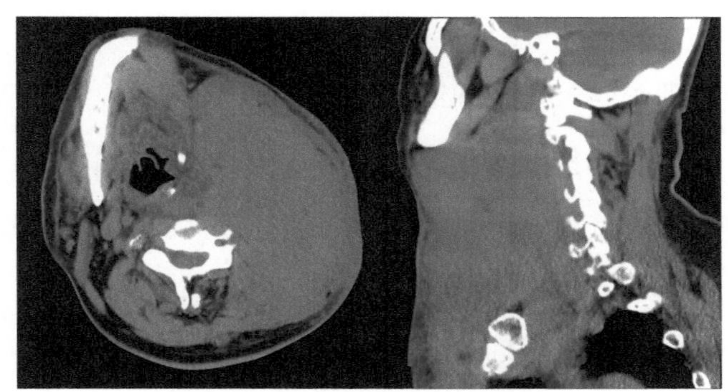

左颈部巨大软组织密度肿块影。

图 12-1　颈部增强 CT（治疗前）

【诊断】

诊断：伯基特淋巴瘤（Ⅳ期）；高血压病 2 级（中危），艾滋病，梅毒。

诊断依据：①伯基特淋巴瘤（Ⅳ期）：患者为中年男性，有 HIV 感染史，为淋巴瘤高危人群，以无痛性颈部肿块起病，病情进展迅速，行肿块穿刺病理示高级别 B 细胞淋巴瘤，FISH 检测提示 *c-Myc* 基因扩增，考虑为伯基特淋巴瘤，病理诊断明确。患者皮肤受累，根据 2014 年版 Lugano 分期标准为Ⅳ期。②高血压病 2 级（中危），艾滋病，梅毒：既往病史，延续诊断。

【治疗经过】

患者因 $CD4^+$T 细胞计数低，治疗上给予下调剂量的 R-EPOCH 方案化疗 8 个周期，具体：利妥昔单抗 375 mg/m^2 700 mg d0+ 依托

泊苷 25 mg/m² 50 mg d1 ～ d4（持续 96 h）+ 表柔比星 7 mg/m² 14 mg d1 ～ d4（持续 96 h）+ 长春新碱 0.2 mg/m² 0.4 mg d1 ～ d4+ 环磷酰胺 375 mg/m² 0.75 g d5+ 泼尼松片 30 mg/m² 60 mg d1 ～ d5 q21d。同时每周期 d0 行鞘内注射地塞米松 5 mg 联合甲氨蝶呤 10 mg。第 1 周期化疗前 3 天至化疗结束口服复方磺胺甲噁唑片 2 片每日 1 次预防肺孢子菌肺炎。化疗期间出现的治疗相关不良事件包括白细胞减少Ⅲ度、中性粒细胞减少Ⅳ度伴发热及血小板减少Ⅱ度，予以重组人粒细胞刺激因子、重组人白细胞介素 -11 对症治疗后恢复。自第 2 周期起每个周期化疗结束后 48 小时予以聚乙二醇化重组人粒细胞刺激因子注射液 6 mg 皮下注射 1 次。

【随访】

3 个周期化疗后复查颈部增强 CT，对比治疗前肿块消失，左侧胸锁乳突肌周围、颈浅筋膜脂肪间隙模糊，评估为 PR。8 个周期化疗后复查颈部增强 CT 提示颈部未见明确软组织肿物，脂肪间隙清晰，未见肿大淋巴结（图 12-2），评估为 CR。化疗期间 LDH 逐渐下降，化疗结束后已降至正常。化疗期间 $CD4^+T$ 细胞逐渐升高，末次化疗时为 217 个 /μL。患者末次随访时间为 2022 年 7 月 29 日，未见肿瘤复发，无进展生存期达 28 个月。

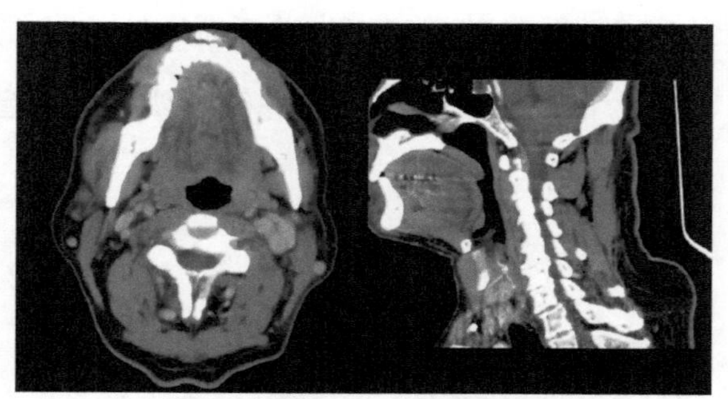

左颈部巨大肿块消失，脂肪间隙清楚。

图 12-2 颈部增强 CT（化疗 8 个周期后）

病例分析

艾滋病是人体感染 HIV 后，$CD4^{+}T$ 细胞计数不断下降，造成机体细胞免疫功能受损，出现机会性感染和恶性肿瘤等一系列临床表现的疾病。1993 年美国疾病控制和预防中心把非霍奇金淋巴瘤定义为艾滋病相关性淋巴瘤（AIDS-related lymphoma，ARL）之一。世界卫生组织将其分为七个亚型，其中弥漫大 B 细胞淋巴瘤（diffuse large B cell lymphoma，DLBCL）和 BL 最为多见。Engels 等研究发现 AIDS 患者并发 BL 的风险为普通人群的 15 倍。BL 是 ARL 中恶性程度极高的一种，其临床表现复杂多样，可累及多系统、多部位，但缺乏特异性症状体征，确诊完全依赖于病理检查。

艾滋病相关性淋巴瘤的诊治不应因感染 HIV 而降低要求。目前艾滋病相关性 BL 推荐化疗方案包括 R-DAEPOCH（利妥昔单抗、依托泊苷、泼尼松、长春新碱、环磷酰胺、阿霉素），Hyper-CVAD（环磷酰胺、长春新碱、阿霉素、地塞米松与大剂量甲氨蝶呤和阿糖胞苷交替应用）+ 利妥昔单抗。如果 $CD4^{+}T$ 细胞＜ 50 个 /μL，使用利妥昔单抗可能会增加感染并发症的风险，则不推荐使用。

ARL 患者的抗病毒治疗和化疗需同时进行，应注意化疗药物和抗病毒药物的相互作用。在治疗 ARL 的过程中，强烈建议预防性地使用粒细胞集落刺激因子和抗生素，这样可降低粒细胞减少症和感染发生的风险。同时，当肿瘤较大时，化疗过程中应予以充分水化碱化，以预防肿瘤溶解综合征。该患者初始肿瘤巨大，压迫症状明显，需选择高效的治疗方案快速控制肿瘤。该患者治疗前存在表面皮肤破溃、$CD4^{+}T$ 细胞数量低下等易感染因素，所以给予 50% 剂量的化疗药物，以降低化疗后感染的发生风险。即使予以化疗剂量减

量，该患者化疗期间仍出现Ⅳ度骨髓抑制，后期予以长效升白针支持治疗，取得了完全缓解的疗效。化疗后近 2 年未复发，得益于规范的抗病毒治疗、全身化疗及靶向治疗。

丁晓燕教授病例点评

BL 为 ARL 中常见的病理类型，其临床表现复杂多样且缺乏特异性，病情进展迅速，预后较差，未经治疗生存期不足 2 个月。无论 $CD4^{+}T$ 细胞水平如何，均应争取治疗的机会，利妥昔单抗联合静脉多药化疗方案的应用，将显著改善患者的生活质量，延长中位总生存期至 2 年以上。AIDS 或 HIV 感染者出现肿块时，除考虑机会性感染外，应及时完善肿物病理、乳酸脱氢酶、骨髓细胞学等检查，及早明确诊断，并积极治疗。虽然使用标准剂量化疗的应答率更高，但 ARL 患者化疗药物剂量的制定建议遵循个体化的原则。既往小样本回顾研究显示 Hyper-CVAD 或 CODOXM-IVAC 方案治疗 ARL 的死亡率高达 20%，因此治疗方案及药物剂量选择要充分考虑患者的一般情况和 $CD4^{+}T$ 细胞水平，针对 $CD4^{+}T$ 细胞＜ 100 个 /μL 的人群，下调剂量可能减少治疗相关的致死性不良事件。免疫功能显著下降的 ARL 人群，应用化疗联合靶向治疗时，应加强支持治疗，避免机会性感染的发生。该个案给予了不错的参考意见，仅供参考。

【参考文献】

1. 张仁芳，沈杨，卢洪洲，等 . AIDS 相关性淋巴瘤诊治专家共识 . 中国艾滋病性病，2017，23（8）：678-682.

2. 周奇文，陶鹏飞，钱川，等 . 艾滋病相关伯基特淋巴瘤 10 例患者临床特征分析 .

传染病信息，2022，35（1）：60-64.

3. 中华医学会感染病学分会艾滋病丙肝学组，李太生，王福生，等 . 中国艾滋病诊疗指南（2018 版）. 协和医学杂志，2019，10（1）：31-52.

4. XIAO J，DU S，DAI G，et al. Efficacy and tolerability of chemotherapy in Chinese patients with AIDS-related Burkitt lymphoma and diffuse large B-cell lymphoma：an observational study. Sci Rep，2017，7（1）：1905.

（滕颖　整理）

病例 13 TACE 联合仑伐替尼及信迪利单抗二线治疗肝细胞肝癌合并门静脉癌栓一例

病历摘要

【基本信息】

患者，男，63 岁，主因“腹胀 2 月余，发现肝占位 1 周”入院。

现病史：患者 2 个多月前出现右上腹腹胀不适，餐后为重，伴纳差，无恶心呕吐，无腹泻便秘，并呈进行性加重趋势，就诊于当地医院，查 HBsAg 阳性，AFP 27 810.30 ng/mL，腹部超声提示肝右叶巨块性占位。1 周前就诊于我院，化验 AFP 23 588.62 ng/mL，腹部增强 CT 提示肝右叶巨大富血供肿块，最大径约 15 cm，考虑为恶性，肝细胞肝癌可能性大，伴瘤内出血，肝右静脉、门静脉右后支受侵。故收入院。

笔记

既往史：平素健康状况良好，否认其他传染病病史，否认食物、药物过敏史，否认手术、外伤史。

个人史：否认吸烟、饮酒等不良嗜好。

【体格检查】

体温 36.0 ℃，脉搏 70 次 / 分，呼吸 20 次 / 分，血压 120/70 mmHg。肝病面容，肝掌和蜘蛛痣阳性。双肺呼吸音清，未闻及干湿啰音。心律齐，各瓣膜未闻及病理性杂音。腹部右肋弓下局部隆起，可触及质硬包块，形状不规则，大小约为 10 cm，有压痛，肝区叩痛阳性，腹部叩诊鼓音，无压痛及反跳痛，移动性浊音阴性，双下肢无水肿。

【辅助检查】

入院后完善检查，肝功能：ALT 70.8 U/L，AST 260.6 U/L，TBIL 18.0 μmol/L，ALB 31.5 g/L。凝血功能：PT 16.2 s。HBV DNA 3.6×10^8 IU/mL。血尿便常规，心肌酶谱，甲状腺功能，电解质，肾功能未见异常。

腹部增强 MRI：肝右叶巨大异常信号肿块，大小约为 15 cm × 10 cm × 14 cm，考虑为恶性，肝癌伴瘤内出血可能性大，肝右静脉、门静脉右后支受侵可能。肝门区及后腹膜多发稍大淋巴结（图 13-1）。

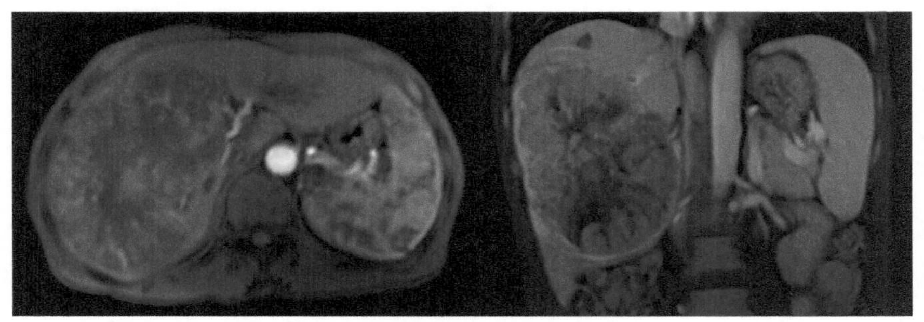

肝右叶巨大肿块，大小约为 15 cm × 10 cm × 14 cm。

图 13-1 腹部增强 MRI（治疗前）

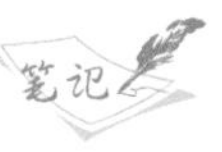

【诊断】

诊断：肝细胞肝癌（BCLC C 期 /CNLC Ⅲ a 期），门静脉癌栓Ⅱ型；乙肝肝硬化代偿期；高血压病 1 级（中危）。

诊断依据：①肝细胞肝癌，门静脉癌栓Ⅱ型：患者为老年男性，有乙肝肝硬化基础，为肝癌高危人群，腹部增强 CT 和增强 MRI 均提示肝右叶巨大占位，直径＞ 10 cm，强化呈现“快进快出”的特点，AFP ＞ 400 ng/mL，符合肝细胞肝癌的临床诊断标准，且已出现脉管受侵，无远处转移证据，肝功能 Child-Pugh A 级，故为 BCLC C 期 /CNLC Ⅲ a 期。门静脉右支受侵，根据门静脉癌栓程氏分型为Ⅱ型。②乙肝肝硬化代偿期：患者虽发现 HBsAg 阳性不足半年，但无急性肝炎表现，且已出现肝细胞肝癌，故考虑 HBV 感染时间长，查体慢性肝炎阳性，化验提示肝功能储备轻度下降，影像学检查提示肝脏边缘呈波浪状等肝硬化表现，尚未出现腹水等失代偿期表现，故上述诊断成立。③高血压病 1 级（中危）：既往病史，延续诊断。

【治疗经过】

入院后给予口服恩替卡韦 0.5 mg 每晚 1 次抗病毒，肿瘤方面首先给予口服一线索拉非尼 400 mg 每日 2 次治疗，无不良反应。1 个月后评估患者 AFP 升至 35 052.50 ng/mL，腹部增强 CT 提示肝右叶巨大肿块直径进一步增大，疗效评价为 PD，遂停用索拉非尼，更换为口服仑伐替尼 8 mg 每日 1 次，并联合 TACE，患者耐受可，无明显不良反应。2 周后加用静脉输注信迪利单抗 200 mg 每 3 周 1 次，治疗 2 个周期后复查 AFP 降至 6485.61 ng/mL，复查影像学疗效评价为 PR，故继续上述治疗方案，并间隔 2 个月后再次行 1 次 TACE。不良反应方面：皮疹Ⅰ度。

笔记

【随访】

此后每3个月评估疗效，AFP持续下降，肿瘤直径逐渐缩小，肿瘤内部异常强化减弱。应用免疫治疗联合靶向治疗10个月后AFP降至正常，腹部增强MRI示肝右叶占位介入治疗后，肝内未见异常强化病灶，肝门区及后腹膜多发稍大淋巴结（图13-2）。长期维持信迪利单抗联合仑伐替尼治疗，至今未出现肿瘤进展，无进展生存期大于18个月。

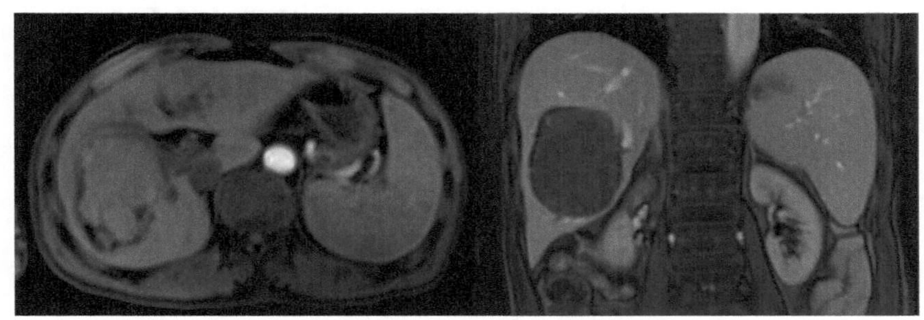

肝右叶占位缩小，未见明确异常强化。

图13-2　腹部增强MRI（治疗10个月后）

病例分析

原发性肝癌全球每年新增病例约84.1万例，死亡78.2万例，我国占比50%。肝细胞肝癌是原发性肝癌最常见的病理类型，占75%～85%，本文中的肝癌仅指肝细胞肝癌。由于肝癌的生物学特性和肝脏解剖学特点，肝癌细胞易侵犯肝内的脉管系统，尤其是门静脉系统，形成PVTT，其发生率达44%～62.2%。肝癌患者一旦出现PVTT，治疗更加困难，且预后也更差，平均中位生存时间仅为2.7个月。PVTT是肝癌预后的主要不良因素之一。

TACE是中晚期肝癌患者常用的治疗方式，但对于中晚期肝癌

疗效有限。TACTICS 研究表明，在 TACE 基础上加用索拉非尼可延长不可切除肝细胞肝癌患者的 PFS。索拉非尼是一种小分子多靶点的靶向治疗药物，具有抑制肿瘤细胞增生及肿瘤血管生成的双重作用，可抑制 VEGFR2、VEGFR3 和 PDGFRβ 等酪氨酸激酶受体的活性。2007 年 11 月索拉非尼被批准用于肝癌的一线治疗。2018 年 REFLECT 研究为肝癌的治疗提供了新选择——仑伐替尼。仑伐替尼为口服的多靶点抑制剂，作用靶点包括 VEGFR1 ～ VEGFR3、FGFR1 ～ FGFR4、PDGFRα、RET 和 KIT。REFLECT 研究表明，仑伐替尼的 ORR 是索拉非尼的近 3 倍，PFS 较索拉非尼提高了 1 倍，但 OS 没有统计学差异。鉴于该研究结果，仑伐替尼被批准用于无法切除的肝细胞肝癌的一线治疗。最新研究表明，仑伐替尼还具有免疫调节作用，与 PD-1 抑制剂联合治疗可获得更高的抗肿瘤效果。靶向药物与 PD-1 抑制剂的联合应用使肝癌的治疗进入免疫 2.0 模式，TACE、靶向药物与 PD-1 抑制剂的三者联合应用的免疫 3.0 模式可进一步提高临床获益。一项 TACE 联合仑伐替尼及 PD-1 抑制剂治疗不可切除的肝细胞肝癌的回顾性研究发现，三者联合治疗的 ORR 为 54.9%，疾病控制率为 84.3%。

该患者诊断为肝细胞肝癌合并 PVTT Ⅱ型，以欧美肝癌指南 BCLC 为标准，归为 BCLC C 期，对原发灶不可切除、肝功能为 Child-Pugh A 级的肝癌合并 PVTT 患者，目前国际上的诊治标准仍未达成共识，仅对此期患者推荐分子靶向药物如索拉非尼和仑伐替尼作为一线治疗药物。根据诊疗指南，一线予以索拉非尼治疗，但单药治疗效果欠佳；后续予以了 TACE 联合仑伐替尼及 PD-1 抑制剂，肿瘤控制良好，疗效评价为 PR，患者持续治疗中，无进展生存期大于 18 个月。

丁晓燕教授病例点评

肝癌合并门静脉癌栓影响肝癌患者的预后及治疗方法的选择，一直以来都是治疗的难点。对此，我国及许多东南亚国家学者尚存不同意见，认为外科手术、TACE、放疗及联合多种治疗手段的综合治疗可获得更为满意的疗效。伴随着靶向药物的发展和免疫检查点抑制剂的出现，原发性肝癌的内科系统治疗有了更多的选择。对索拉非尼治疗进展后的二线治疗，指南推荐双免治疗或单药免疫治疗。鉴于一线小分子酪氨酸激酶抑制剂阿帕替尼联合卡瑞利珠单抗和仑伐替尼联合帕博利珠单抗等临床试验带来的启示，在肝功能 Child-Pugh A 级、合并 PVTT 的肝细胞肝癌患者中，我们推测仑伐替尼联合 PD-1 抑制剂信迪利单抗注射液将会使患者获益。后续的小样本研究也发现 TACE 或 HAIC 等联合靶向药物和 PD-1 抑制剂具有协同增敏作用。该例患者为巨块型肝癌合并门静脉癌栓，一线索拉非尼治疗后进展，二线 TACE+PD-1 抑制剂 + 仑伐替尼联合治疗获得了疾病长时间深度缓解，值得推广。遗憾的是该病例缺乏病理基因检测指导，可等待后续探索联合治疗潜在的有效标志物。

【参考文献】

1. BRAY F，FERLAY J，SOERJOMATARAM I，et al. Global cancer statistics 2018：GLOBOCAN estimates of incidence and mortality worldwide for 36 cancers in 185 countries. CA Cancer J Clin，2018，68（6）：394-424.
2. 中国医师协会肝癌专业委员会 . 肝细胞癌合并门静脉癌栓多学科诊治中国专家共识（2018 年版）. 中国实用外科杂志，2019，39（1）：46-52.
3. KUDO M，UESHIMA K，IKEDA M，et al. Final results of TACTICS：a randomized，prospective trial comparing transarterial chemoembolization plus

sorafenib to transarterial chemoembolization alone in patients with unresectable hepatocellular carcinoma. Liver Cancer，2022，11（4）：354-367.

4. KUDO M，FINN R S，QIN S，et al. Lenvatinib versus sorafenib in first-line treatment of patients with unresectable hepatocellular carcinoma：a randomised phase 3 non-inferiority trial. Lancet，2018，391（10126）：1163-1173.

5. TENY Y，DING X，LI W，et al. A retrospective study on therapeutic efficacy of transarterial chemoembolization combined with immune checkpoint inhibitors plus lenvatinib in patients with unresectable hepatocellular carcinoma. Technol Cancer Res Treat，2022，21：15330338221075174.

（滕颖　整理）

病例 14
进展期肝癌全身治疗联合转移性淋巴结局部射频消融术一例

病历摘要

【基本信息】

患者，男，65 岁，主因“发现 HBsAg 阳性 40 余年，肝占位 2 余年”入院。

现病史：患者 40 余年前体检发现 HBsAg 阳性，未诊治。自述 4 余年前当地体检腹部彩超提示肝硬化，HBV DNA 1.99×10^5 copies/mL，给予口服恩替卡韦 0.5 mg 每日 1 次抗病毒治疗，此后定期监测 HBV DNA 小于最低检出限。2 余年前患者体检腹部彩超提示肝占位，AFP 41.3 ng/mL。遂就诊于我院，完善腹部增强 MRI 提示肝 S8/S5 异常强化灶，大小约为 2.8 cm × 2.2 cm，拟诊肝细胞肝癌（BCLC A 期 / CNLC Ⅰa 期），于我科住院治疗，接受 TACE 及 RFA 根治肿瘤，术

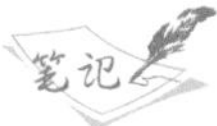

后2个月复查评估肿瘤完全缓解。此后定期随诊，未见复发。1年前腹部增强MRI提示肝内治疗后病灶未见强化，肝门区、胃小弯侧及腹膜后多发稍大淋巴结，最大淋巴结短径为1.6 cm（图14-1）。考虑淋巴结转移，拟诊为肝细胞肝癌（BCLC C期/CNLC Ⅲb期）。故收入院。

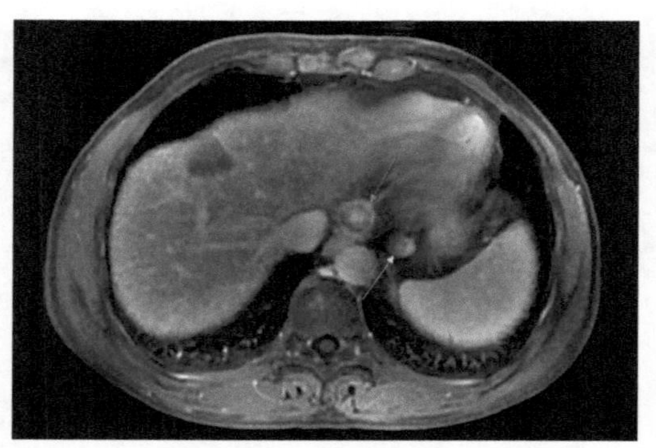

食管旁隙转移淋巴结，短径为1.6 cm（红箭头）；腹腔淋巴结术前直径＜1 cm（黄箭头）。

图14-1 腹部增强MRI（术前）

既往史：否认冠心病、糖尿病及其他慢性病病史，否认其他传染病病史，否认食物、药物过敏史，否认手术、外伤史。

个人及家族史：否认吸烟史，偶饮酒。否认乙肝及肝癌家族史。

【体格检查】

体温36.3 ℃，脉搏73次/分，呼吸18次/分，血压126/70 mmHg，神志清楚，精神可。肝掌阴性，蜘蛛痣阴性。双肺呼吸音清，未闻及干湿啰音。心律齐，各瓣膜听诊区未闻及病理性杂音。腹软，无压痛、反跳痛及肌紧张，肝、脾未触及，移动性浊音阴性，双下肢不肿。

【辅助检查】

入院化验提示，血常规：WBC 5.44×10^9/L，HGB 154.00 g/L，PLT 81.00×10^9/L。生化：ALT 24.1 U/L，AST 27.1 U/L，TBIL 19.6 μmol/L，

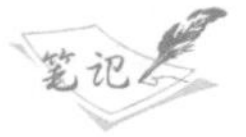

ALB 41.9 g/L，K^+ 4.18 mmol/L，Cr 67.1 μmol/L。凝血功能：PTA 111.00%，D-Dimer 0.40 mg/L。肿瘤标志物：AFP 18.88 ng/mL；HBV DNA ＜ 100 IU/mL。

【诊断】

诊断：肝细胞肝癌（BCLC C 期 /CNLC Ⅲ b 期），淋巴结转移；乙肝肝硬化代偿期。

诊断依据：①肝细胞肝癌，淋巴结转移：患者为老年男性，存在乙肝肝硬化基础。腹部增强 MRI 提示肝内占位，符合“快进快出”表现，直径＞ 2 cm，临床诊断成立。根治术后 1 年发现腹腔多发淋巴结，其中食管旁隙淋巴结短径为 1.6 cm，信号不均，结合病史，考虑淋巴结转移成立。肝功能 Child-Pugh A 级，PS 1 分，故分期为 BCLC C 期 /CNLC Ⅲ b 期。②乙肝肝硬化代偿期：患者 HBsAg 阳性大于半年，腹部影像学检查提示肝脏表面欠光滑，呈波浪状改变，肝裂增宽，符合肝硬化改变；血小板减少，但无腹水、消化道出血、肝性脑病等肝硬化失代偿期表现，故上述诊断成立。已应用口服核苷类似物抗病毒治疗多年，HBV DNA 小于最低检出限，肝功能 Child-Pugh A 级。

【治疗经过】

入院评估仅一枚单发明确的食管旁淋巴结转移，故给予口服索拉非尼 400 mg 每日 2 次联合食管旁转移性淋巴结射频消融术治疗。

【随访】

术后 2 个月复查影像学提示肝内未见异常染色，射频消融术后淋巴结完全坏死，但腹腔另一淋巴结明显增大，考虑转移（图 14-2），总体评估为肿瘤进展。后续先后应用仑伐替尼、免疫检查点抑制剂治疗均呈进展趋势，后患者未来我院随访。

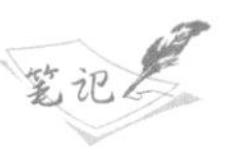

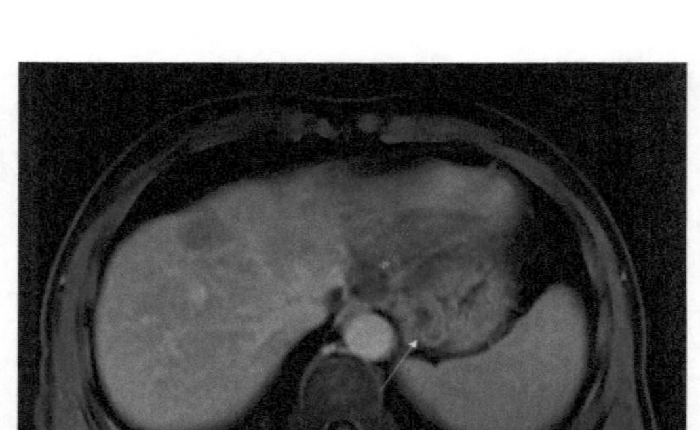

RFA 治疗后淋巴结完全坏死（红箭头）；腹腔淋巴结增大，考虑转移（黄箭头）。

图 14-2 腹部增强 MRI（术后 2 个月）

病例分析

中晚期 HCC 治疗以系统治疗为主，辅以局部治疗，如 TACE、RFA 及放射治疗等。目前 HCC 一线系统治疗药物包括索拉非尼、仑伐替尼、多纳非尼、阿替利珠单抗联合贝伐珠单抗、信迪利单抗联合贝伐珠单抗生物类似物、度伐利尤单抗、帕博利珠单抗等。

本例患者出现淋巴结转移就诊于我院时，属于中晚期 HCC，国内获批的一线靶向药物有索拉非尼和仑伐替尼。两项全球多中心随机对照Ⅲ期临床 SHARP 研究和 Oriental 研究结果表明，索拉非尼可延长中晚期 HCC 中位 OS 2 ～ 3 个月，但是 ORR 仅为 2% ～ 3.3%。此后的另一项 REFLECT 研究显示仑伐替尼治疗中晚期 HCC 中位 OS 非劣效于索拉非尼，而其中位 PFS（7.4 个月 *vs.*3.7 个月，$P < 0.0001$）、ORR（24.1% *vs.*9.2%，$P < 0.0001$）均优于索拉非尼。向患者及家属交代索拉非尼及仑伐替尼的疗效、不良反应、药品价格后，患者首选索拉非尼治疗。综合考虑患者病情及药物特点，一方面索拉非尼 ORR 率低；另一方面若食管旁淋巴结持续增大，存

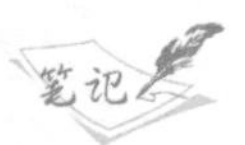

在压迫和侵犯食管引起进食困难的风险，从而降低患者的生存质量，积极进行局部治疗存在一定的临床意义。因此，建议患者考虑 RFA 或局部放疗控制肿瘤，患者拒绝放疗，故予以食管旁转移淋巴结 RFA 治疗。术后局部淋巴结转移控制满意，但出现其他部位淋巴结转移，后续以全身系统治疗为主，可惜该患者对全身系统治疗反应差，病情持续进展。

近年来，靶向治疗联合免疫治疗在晚期 HCC 治疗中取得了突破性进展。IMbrave 150 研究为一项全球多中心、Ⅲ期、随机对照临床研究，对比了阿替利珠单抗联合贝伐珠单抗和索拉非尼对晚期 HCC 的疗效，结果显示联合治疗组显著延长了 OS（*HR*=0.58，*P*=0.0006）、PFS（6.8 个月 *vs.*4.3 个月，*HR*=0.59，*P* ＜ 0.001），并提高了 ORR（27.3% *vs.*11.9%，*P* ＜ 0.001）。国内 ORIENT-32 研究对比信迪利单抗联合贝伐珠单抗生物类似物和索拉非尼对晚期 HCC 的疗效，结果同样显示联合治疗组 OS（*HR*=0.57，*P* ＜ 0.0001）、PFS（4.6 个月 *vs.* 2.8 个月，*P* ＜ 0.0001）、ORR（21% *vs.*4%，*P* ＜ 0.0001）均优于索拉非尼组。联合治疗方案可进一步延长中晚期 HCC 的生存期，且不增加明显不良反应发生率，为患者带来生存获益。

孙巍教授病例点评

本例 HCC 患者肝内病灶术后未见复发迹象，疾病进展表现为腹腔淋巴结转移，治疗应以全身治疗为主，必要时辅以局部治疗，快速有效控制转移灶进展为治疗难点。为降低食管旁转移淋巴结进展带来的压迫食管、胃等周边脏器从而增加患者痛苦的可能性，我们在此患者接受索拉非尼进行全身治疗的同时，对患者进行了食管旁

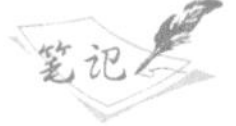

转移淋巴结射频消融术。治疗随访影像学资料显示射频消融术后淋巴结完全坏死，降低了淋巴结进行性增大导致的压迫或侵犯周边结构的风险。但遗憾的是此患者全身治疗效果欠佳，腹腔转移淋巴结继续进展。这提示我们即便患者初始转移灶为孤立病灶，全身治疗仍是治疗此类患者的基础，局部治疗可以作为全身治疗的有效补充。近年来，有效率及生存期更佳的靶向药物联合免疫检查点抑制剂等治疗方案发展，可能为此类患者未来治疗的更优选择之一。

【参考文献】

1. FINN R S，QIN S，IKEDA M，et al. Atezolizumab plus bevacizumab in unresectable hepatocellular carcinoma. N Engl J Med，2020，382（20）：1894-1905.
2. KUDO M，FINN R S，QIN S，et al. Lenvatinib versus sorafenib in first-line treatment of patients with unresectable hepatocellular carcinoma：a randomised phase 3 non-inferiority trial. Lancet，2018，391（10126）：1163-1173.
3. LLOVET J M，RICCI S，MAZZAFERRO V，et al. Sorafenib in advanced hepatocellular carcinoma. N Engl J Med，2008，359（4）：378-390.
4. CHENG A L，KANG Y K，CHEN Z，et al. Efficacy and safety of sorafenib in patients in the Asia-Pacific region with advanced hepatocellular carcinoma：a phase Ⅲ randomised，double-blind，placebo-controlled trial. Lancet Oncol，2009，10（1）：25-34.
5. REN Z，XU J，BAI Y，et al. Sintilimab plus a bevacizumab biosimilar（IBI305）versus sorafenib in unresectable hepatocellular carcinoma（ORIENT-32）：a randomised，open-label，phase 2-3 study. Lancet Oncol，2021，22（7）：977-990.
6. 孙永琨 . 2018《CSCO 原发性肝癌诊疗指南》解读——全身治疗部分 . 肝癌电子杂志，2018，5（03）：11-14.
7. 中华人民共和国国家卫生健康委员会医政医管局 . 原发性肝癌诊疗指南（2022 年版）. 中华肝脏病杂志，2022，30（4）：367-388.

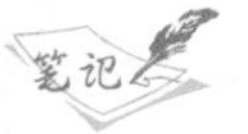

（刘晓民　整理）

病例 15 肝癌合并门静脉广泛癌栓一例

病历摘要

【基本信息】

患者，男，38 岁，主因“发现 HBsAg 阳性 3 年，腹胀 1 月余”入院。

现病史：患者 3 年前体检发现 HBsAg 阳性，未予重视，未规律复查。1 个多月前患者无明显诱因出现腹胀，餐后为重，伴有小便色深，大便次数增多，约 3 次/天，为黄色糊状便，无明显恶心、呕吐，后患者就诊于当地医院，自述化验提示肝功能异常（具体结果不详），予以保肝治疗效果欠佳。后就诊于我院门诊，完善腹部超声提示门静脉系统栓塞（癌栓可能）、肝硬化、肝外胆管扩张、脾大、肝内多发高回声。HBV DNA 1.041×10^7 IU/mL；AFP 826.47 ng/mL；肝

功能：ALT 500.4 U/L，AST 426.0 U/L，TBIL 22.2 μmol/L。给予口服富马酸替诺福韦 300 mg 每日 1 次抗病毒治疗，同时给予保肝退黄治疗。待肝功能改善后，患者于当地完善腹部增强 MRI，提示肝硬化、脾大、腹水，考虑为肝脏多发硬化结节，部分病灶恶性改变；门静脉主干及左右支内癌栓形成，门静脉海绵状变性。患者自发病以来，精神、食欲尚可，大小便如上所述，近 1 个月体重较前减轻约 4 kg。

既往史：否认高血压、冠心病、糖尿病病史，否认其他传染病病史，否认食物、药物过敏史，否认手术、外伤史。

个人史：否认吸烟史，偶有饮酒史。

【体格检查】

体温 36.1 ℃，脉搏 72 次 / 分，呼吸 18 次 / 分，血压 130/76 mmHg，神志清楚，精神正常。肝掌阴性，蜘蛛痣阴性，皮肤巩膜无黄染，双肺呼吸音清，未闻及干湿啰音及胸膜摩擦音。心律齐，各瓣膜听诊区未闻及病理性杂音。腹部柔软，全腹无压痛及反跳痛，移动性浊音阴性，双下肢无水肿。

【辅助检查】

入院后完善检查，血常规：WBC 3.82×10^9/L，HGB 119.0 g/L，PLT 129.0×10^9/L。生化：ALT 342.9 U/L，AST 352.5 U/L，TBIL 26.0 μmol/L，ALB 33.5 g/L，GGT 531.5 U/L，ALP 665.6 U/L，CHE 3130 U/L，Cr 63.8 μmol/L，NH3 35.0 μmol/L。凝血功能：PT 13.7 s，PTA 71.0%。肿瘤标志物：AFP 1393.84 ng/mL。

胸部平扫 CT：右肺中叶局限性纤维化。

腹部增强 MRI（本院）：肝内多发异常改变，考虑恶性病变可能性大，门静脉及左右支栓塞（癌栓可能），肝硬化，脾大，食管下段－胃底静脉曲张，胆囊壁水肿增厚，腹膜后淋巴结稍肿大（图 15-1）。

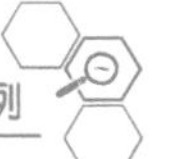

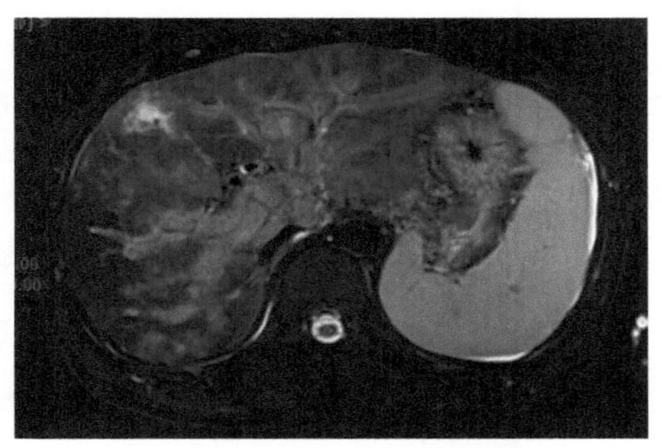

肝左叶弥漫样肝癌，门静脉癌栓铸型。

图 15-1 腹部增强 MRI（治疗前）

【诊断】

诊断：肝细胞肝癌（BCLC C 期 /CNLC Ⅲ a 期），门静脉癌栓Ⅲ型；乙肝肝硬化失代偿期。

诊断依据：①肝细胞肝癌，门静脉癌栓Ⅲ型：患者为青年男性，有乙肝肝硬化基础，为肝癌的高发人群，此次因腹胀不适就诊，查 AFP ＞ 400 mg/mL，腹部增强 MRI 提示肝内多发异常改变，考虑为恶性，门静脉及左右支栓塞（癌栓可能），无远处转移证据，故诊断为肝细胞肝癌，BCLC C 期 /CNLC Ⅲ a 期。门静脉癌栓累及主干，故为Ⅲ型。②乙肝肝硬化失代偿期：患者为青年男性，发现 HBsAg 阳性大于半年，腹部增强 MRI 提示肝脏形态欠规整，已出现腹水等肝硬化失代偿期表现，故诊断明确。

【治疗经过】

给予口服富马酸替诺福韦二吡呋酯片 0.3 g 每日晨起 1 次，静脉保肝退黄治疗改善肝功能后开始口服仑伐替尼 12 mg 每日 1 次靶向治疗，并联合 TACE，术后开始静脉输注信迪利单抗 200 mg 每 3 周 1 次。

【随访】

患者治疗初期定期复查肝功能，经抗病毒治疗后肝功能逐渐改善，肝功能储备恢复至 Child-Pugh A 级并维持。AFP 水平进行性下降，治疗 3 个月后复查腹部增强 MRI 提示门静脉癌栓体积明显缩小，异常血供减少，门静脉海绵样变性，肝门区稍大淋巴结，肝硬化，脾大，胃底静脉曲张，少量腹水。AFP 降至 19.54 ng/mL。依照 mRECIST 标准考虑，疗效评价为部分缓解。

继续原方案治疗，后患者腹泻加重，4～6 次 / 天，为糊状便和水样便，考虑为Ⅱ度腹泻，将仑伐替尼剂量调整为 8 mg 每日 1 次，后腹泻症状好转，应用 4 个周期后 AFP 已完全下降至正常（4.5 ng/mL），后随访周期内均为正常水平。治疗 6 个月、9 个月后复查腹部 MRI 均提示肝内未见异常强化，门静脉癌栓区坏死机化，门静脉海绵样变性，依照 mRECIST 标准考虑，评效为完全缓解。维持治疗 1 年定期复查，腹部增强 MRI 提示门静脉癌栓治疗术后癌栓体积变化不大，门静脉海绵样变性，肝门区稍大淋巴结（图 15-2）。疗效评价仍为完全缓解。

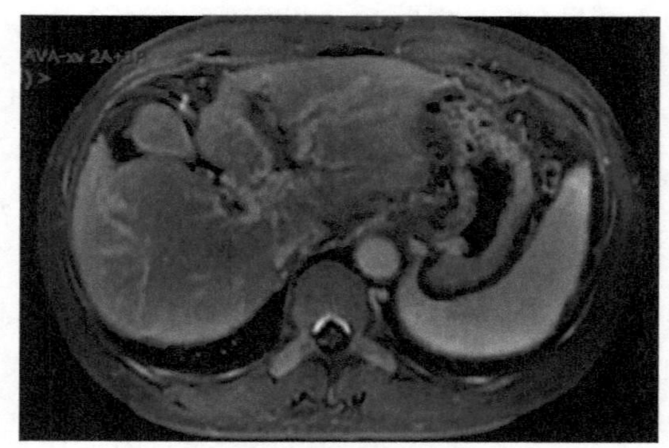

肝内病灶消失，门静脉癌栓坏死机化。

图 15-2 腹部增强 MRI（治疗 1 年后）

笔记

病例分析

肝癌目前仍然是全球性的健康挑战，发病率居高不下，并逐年升高。按病理分型，原发性肝癌主要包括肝细胞肝癌、胆管细胞癌和混合细胞癌 3 种类型，其中肝细胞肝癌为主要病理类型，约占 90%。乙肝病毒感染是导致肝细胞肝癌发生发展的重要因素，而我国又是乙肝大国，故我国肝细胞肝癌发病率较高。早期肝细胞肝癌可以通过手术、射频消融术、肝移植等手段治愈，但其复发率较高，存活率较低。更遗憾的是，大部分肝细胞肝癌患者早期症状不明显，就诊时已是中晚期，失去了根治性治疗机会，因此全身系统治疗显得尤为重要。

SHARP 研究证实索拉非尼能够改善晚期肝细胞肝癌患者的生存期，并于 2007 年由 FDA 批准上市，给伴有血管侵犯、远处转移，肝功能储备尚可的晚期肝细胞肝癌患者带来了曙光。然而，虽此后 10 余年相关研究一直在持续，但均未有新药问世。直到 2018 年 REFLECT 研究证实，在一线治疗晚期肝细胞肝癌中，仑伐替尼对比索拉非尼达到非劣性研究终点，尤其是在亚组分析中证实其对中国患者生存获益更大。仑伐替尼为多靶点酪氨酸激酶抑制剂，主要作用位点包括 VEGFR1 ～ VEGFR3、TIE2、KIT、RET、RAF1、BRAF、BRAFV600E、PDGFR、VEGF。这些因子不仅是肿瘤微环境中最具代表性的促血管生成因子，同时也是免疫抑制微环境中的关键介导因子。因而仑伐替尼不仅能阻断肿瘤的微血管形成，并能改善肿瘤的微环境，减轻肿瘤微环境的免疫抑制作用。有研究证实 VEGF、VEGFR 通过减少 T 细胞的浸润和影响调节性 T 细胞的功能，

进一步抑制免疫微环境。在小鼠模型中，高水平 FGFR4 和调节性 T 细胞浸润的肝细胞肝癌对仑伐替尼联合 PD-1 抑制剂治疗更敏感，因而 FGFR4 的水平和调节性 T 细胞的浸润可预测仑伐替尼联合 PD-1 抑制剂的疗效。

免疫检查点是指在免疫细胞上表达，能够调节免疫激活程度的一系列分子。其可以维持自身免疫的稳定性，防止自身免疫系统过度激活进一步导致自身损伤。肿瘤细胞可以通过低表达 MHC 分子、缺乏共刺激分子、下调表达肿瘤抗原等多种途径，发生免疫逃逸，进一步加快肿瘤细胞的增殖。免疫检查点抑制剂通过免疫检测点通路中的相关靶点，进一步激活 T 细胞，恢复 T 细胞对肿瘤细胞的攻击，进一步清除肿瘤。目前纳武利尤单抗、帕博利珠单抗分别于 2017 年、2018 年由 FDA 批准用于肝细胞肝癌的二线治疗。继“T+A”靶向治疗联合一线治疗肝癌获批后，靶向治疗联合免疫治疗已成为大趋势，各种各样的药物组合搭配在尽可能提高疗效的同时，减少不良反应，追求 1+1 ＞ 2 的目标。KEYNOTE-524 研究显示，仑伐替尼联合帕博利珠单抗的“可乐”组合一线治疗晚期不可切除的肝癌患者，中位总生存期达 22.0 个月，中位无进展生存期达 9.3 个月。其他的研究，如“双艾组合”“双安组合”均证实靶免联合在肝细胞肝癌治疗中的有效性。

孙巍教授病例点评

本病例患者存在乙肝肝硬化基础及典型的影像学表现，且 AFP ＞ 400 ng/mL，诊断为肝细胞肝癌，伴有门静脉主干及门静脉左右支受侵，BCLC C 期，已失去手术及微创治疗的机会。患者在治疗初期存

在肝功能受损、微创及靶免治疗禁忌，若不采取积极治疗，患者预后差，预期生存期短。但经过积极保肝、抗病毒治疗后肝功能好转，创造了进一步治疗机会。随后患者接受了 TACE 联合仑伐替尼及信迪利单抗治疗，这种局部治疗联合全身靶向治疗及免疫治疗的方案给患者带来了最大限度的病情好转的可能性，但对患者的肝功能及一般状态是一种考验，对此我们密切监测患者肝功能并进行了及时干预。令人欣慰的是，患者疗效评价为完全缓解且不良反应轻微。这提示我们对于传统意义上的“晚期”肝癌患者，应充分考虑患者的一般状态及治疗意愿，给予患者积极而不过度的治疗，从而给部分患者带来治疗的希望。

【参考文献】

1. VILLANUEVA A. Hepatocellular carcinoma. N Engl J Med，2019，380（15）：1450-1462.
2. ZHOU M，WANG H，ZENG X，et al. Mortality，morbidity，and risk factors in china and its provinces，1990-2017：a systematic analysis for the Global Burden of Disease Study 2017. Lancet，2019，394（10204）：1145-1158.
3. RIMASSA L，SANTORO A. Sorafenib therapy in advanced hepatocellular carcinoma：the SHARP trial. Expert Rev Anticancer Ther，2009，9（6）：739-745.
4. KUDO M，FINN R S，QIN S，et al. Lenvatinib versus sorafenib in first-line treatment of patients with unresectable hepatocellular carcinoma：a randomised phase 3 noninferiority trial. Lancet，2018，391（10126）：1163-1173.
5. EL-KHOUEIEY A B，SANGRO B，YAU T，et al. Nivolumab in patients with advanced hepatocellular carcinoma（CheckMate 040）：an open-label，non-comparative，phase 1/2 dose escalation and expansion trial. Lancet，2017，389（10088）：2492-2502.
6. ZHU A X，FINN R S，EDELINE J，et al. Pembrolizumab in patients with advanced

hepatocellular carcinoma previously treated with sorafenib（KEYNOTE-224）：a non-randomised，open-label phase 2 trial. Lancet Oncol，2018，19（7）：940-952.

7. FINN R S，IDEKA M，ZHU A X，et al. Phase Ⅰb study of lenvatinib plus pembrolizumab in patients with unresectable hepatocellular carcinoma. J Clin O ncol，2020，38（26）：2960-2970.

8. XU J，SHEN J，GU S，et al. Camrelizumab in combination with apatinib in patients with advanced hepatocellular carcinoma（RESCUE）：a nonrandomized，open-label，phase Ⅱ trial. Clin Cancer Res，2021，27（4）：1003-1011.

9. HAN C，YE S，HU C，et al. Clinical activity and safety of penpulimab（Anti-PD-1）with anlotinib as first-line therapy for unresectable hepatocellular carcinoma：an open-label，multicenter，phase Ⅰb/Ⅱ trial（AK105-203）. Front Oncol，2021，11：684867.

（魏建莹　整理）

病例 16
肝癌合并严重脾功能亢进一例

病历摘要

【基本信息】

患者，女，54 岁，主因“发现肝占位 4 年”入院。

现病史：患者 4 年前体检发现肝占位，就诊于当地医院，查腹部超声提示肝右叶实质性占位性病变，肝硬化，脾大，门静脉高压，AFP 3931 ng/mL。进一步就诊于我院，乙肝五项显示 HBsAg、HBeAg 及 HBcAb 阳性；HBV DNA 42 IU/mL；AFP 2671.4 ng/mL；腹部 MRI 显示肝右前叶巨大实性占位性病变、周边小结节及 DWI 高信号小结节，考虑为原发性肝癌；T_{12} 椎体多发异常信号结节，考虑为转移瘤。拟诊为肝细胞肝癌（BCLC C 期 /CNLC Ⅲ b 期），乙肝肝硬化代偿期，脾大。给予口服恩替卡韦 0.5 mg 每晚 1 次抗病毒治

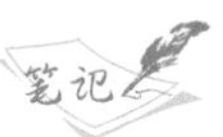

疗，并先后给予 TACE 联合 RFA 控制肿瘤。定期监测患者肿瘤示反复新发，3 余年前开始口服索拉非尼 400 mg 每日 2 次靶向治疗；后因肿瘤进展，2 年前调整为口服仑伐替尼 8 mg 每日 1 次靶向治疗，未再复查。1 余年前复查 MRI 提示肿瘤进展，血红蛋白开始呈进行性下降，调整治疗方案为静脉输注信迪利单抗 200 mg 每 3 周 1 次免疫治疗，3 个月后复查影像学疗效评价为肿瘤进展，故加用瑞戈非尼 80 mg 每日 1 次，以连续 3 周停 1 周为 1 个周期，共输注 7 次信迪利单抗，今日为进一步就诊收治入院。

既往史：患者 3 年前口服靶向药物开始出现血压升高，应用硝苯地平 30 mg 每日 1 次，血压波动在 120/80 mmHg 左右。否认冠心病、糖尿病病史，否认食物、药物过敏史。否认手术史及输血史。

个人及家族史：否认烟酒等不良嗜好，否认乙肝肝癌家族史。

【体格检查】

体温 36.3 ℃，脉搏 72 次 / 分，呼吸 18 次 / 分，血压 123/88 mmHg，神志清楚，精神正常。双肺呼吸音清，未闻及干湿啰音及胸膜摩擦音。心律齐，与脉搏一致，各瓣膜听诊区未闻及病理性杂音，未及异常周围血管征。腹部柔软，未及液波震颤，振水音阴性，脾肋下 5 cm 可触及，全腹无压痛及反跳痛，双下肢无水肿。

【辅助检查】

入院后完善检查，血常规：WBC 1.61×10^9/L，HGB 60.0 g/L，PLT 41.0×10^9/L。生化：ALT 18.2 U/L，AST 21.2 U/L，TBIL 12.5 μmol/L，ALB 37.9 g/L。AFP ＞ 2000 ng/mL。凝血功能：PT 11.40 s，PTA 111%。

腹部增强 CT：肝内多发低密度病变及碘油沉积灶，肝 S5 段碘油沉积病变边缘仍可见团片状强化；肝内部分低密度病变未见强化；肝实质多发强化结节仍可见明显强化，最大者直径约为 2.8 cm，边

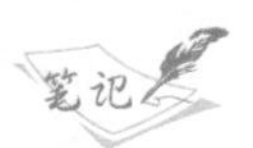

界较清，动脉期明显强化；且患者脾大明显，存在脾动脉窃血情况（图 16-1）。

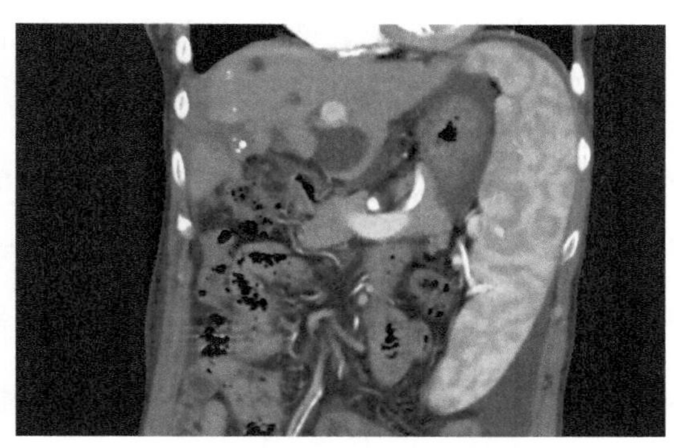

巨脾，存在脾动脉窃血情况。

图 16-1　腹部增强 CT 三维重建冠状位

【诊断】

诊断：肝细胞肝癌（BCLC C 期 /CNLC Ⅲ b 期）；乙肝肝硬化代偿期，脾大，脾功能亢进；中度贫血。

诊断依据：①肝细胞肝癌（BCLC C 期 /CNLC Ⅲ b 期）：患者为中年女性，有乙肝肝硬化基础，4 年前发现肝占位，影像特点符合“快进快出”表现，AFP 明显升高，＞ 400 ng/mL，占位多于 4 个，且 MRI 提示 T_{12} 椎体转移。肝功能 Child-Pugh A 级，PS 1 分，上述诊断成立。先后多次行 TACE 联合 RFA 治疗。②乙肝肝硬化代偿期，脾大，脾功能亢进：患者发现 HBsAg 阳性 4 年，腹部影像学检查提示肝脏表面欠光滑，呈波浪状改变，肝裂增宽，符合肝硬化改变，出现巨脾等门静脉高压表现，但肝功能储备尚可，Child-Pugh 评分 5 分，为 A 级，且未出现腹水等肝硬化失代偿期表现，故诊断为肝硬化代偿期。患者脾脏体积明显增大，血常规提示三系明显降低，故诊断脾大、脾功能亢进成立。③中度贫血：患者近期血红蛋白为 60.0 g/L，故诊断成立。

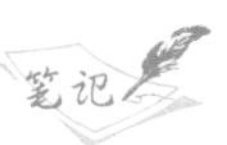

【治疗经过】

入院后继续口服恩替卡韦抗病毒治疗，患者因口服瑞戈非尼后持续高热，无法耐受瑞戈非尼，故入院后停用，结合患者目前严重的脾功能亢进状态，存在应用靶向治疗禁忌，经 MDT 讨论后外科建议择期行脾切除术，故转至我院普外科于全身麻醉下行脾切除术。患者术后短期内血象三系水平明显回升，开始给予贝伐珠单抗联合替雷利珠单抗治疗，具体方案：静脉滴注贝伐珠单抗 7.5 mg/kg 300 mg d1+ 替雷利珠单抗 200 mg d1 每 3 周 1 次，患者耐受可。

【随访】

贝伐珠单抗联合替雷利珠单抗治疗 2 个周期后复查 MRI 提示肝内结节大部分较前缩小，部分结节显示不清；肝脏右缘、腹膜异常信号灶较前范围略缩小；T_{12} 椎体结节灶较前次明显变小。AFP 1.66 ng/mL，疗效评价为 PR，此后随访 6 个月，患者肿瘤较前无明显变化。

病例分析

GLOBOCAN 2020 年发布的数据表明肝癌是发病率高居世界第 6 位、死亡率居第 3 位的恶性肿瘤，全球每年近 91 万新发病例，以及近 81 万例肝癌相关的死亡病例。全国肿瘤登记中心数据显示，我国每年原发性肝癌新患病例超 37 万例，约占全球新发病例的 40%，我国肝癌的死亡率高居肿瘤死亡率第 2 位，21 世纪后肝癌一直是我国恶性肿瘤类疾病中负担较高的癌种。我国为乙肝大国，大部分患有肝癌的患者经过病毒性肝炎感染，肝脏硬化变，最终发展成肝癌。同时，以肝功能严重损伤、门静脉高压为表现的肝硬化并发症给肿

瘤的治疗带来了困境。其中门静脉高压造成的脾功能亢进可导致患者发生严重的贫血，难以满足靶向药物及免疫药物的治疗标准。

脾功能亢进是肝硬化常见的门静脉高压表现，常表现为脾大、外周血象三系降低及免疫力下降等。门静脉高压引起脾静脉回流淤滞，而脾动脉血流量增加，造成大量的血细胞潴留于脾窦内，并被吞噬细胞破坏，造成循环中的血细胞数量显著减少，该病理过程即为脾功能亢进。目前治疗脾功能亢进的主要方式为脾切除术、部分脾栓塞术（partial splenic embolization，PSE）和肝移植。脾切除术可有效减轻脾脏对血细胞的破坏，改善患者贫血情况，但是切除脾脏可能引起门静脉内血栓形成，进一步加重门静脉高压。PSE 是一种微创介入治疗方法，其主要精准选取脾功能亢进区（脾实质）栓塞其供血血管，能够在改善脾功能亢进的同时保留具有免疫功能的脾髓质，但是栓塞后的脾实质会慢慢坏死，常常引起患者较长时间的发热，并且超选的血管栓塞物质可能随着血流压力增大而移位，从而引起异位栓塞。PSE 治疗的患者在较短时间内会再次出现脾功能亢进，效果有限。

对脾大伴有脾功能亢进的患者，是否进行脾切除，目前尚存在争议。部分研究者认为脾切除后免疫功能降低，感染机会增加，同时门静脉压进一步增加会有血栓形成风险；另有研究者认为脾切除作为外科治疗门静脉高压的主要方法之一，除了能降低门静脉压、减少消化道出血的发生及纠正血细胞减少外，还可以改善患者的免疫功能，以及促进肝细胞再生、改善肝功能、抑制肝纤维化进展。本例患者在恰当的时机进行了脾切除，术后恢复良好，血红蛋白得到稳定控制，为后续治疗提供了良好的基础，术后改为贝伐珠单抗联合免疫治疗，病情稳定，延长了预期寿命。

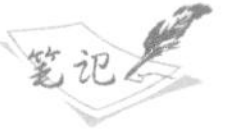

孙巍教授病例点评

原发性肝癌合并肝硬化的患者，常常伴有脾大且脾功能亢进，不仅对患者本身影响重大，而且使肿瘤的治疗面临困难。脾功能亢进是否需进行脾切除一直存在争议，本例患者在严重脾功能亢进的情况下，无法进行抗肿瘤治疗，MDT 讨论后认为患者身体可耐受脾切除，手术带来的潜在获益是大于风险的。经脾切除后，患者身体恢复良好并且可以有效耐受抗肿瘤治疗，大大提高了生活质量。

【参考文献】

1. SUNG H，FERLAY J，SIEGEL R L，et al. Global cancer statistics 2020：GLOBOCAN estimates of incidence and mortality worldwide for 36 cancers in 185 countries. CA Cancer J Clin，2021，71（3）：209-249.
2. ZHANG S W，SUN K X，ZHENG R S，et al. Cancer incidence and mortality in China 2015. JNCC，2020（1）：2-11.
3. 王建雄，魏丰贤，谢文强，等 . 脾切除对肝硬化门静脉高压脾功能亢进患者影响的研究进展 . 中国普通外科杂志，2022，31（1）：123-131.

（于明华　整理）

病例 17 肝癌合并宫颈癌治疗后完全缓解一例

病历摘要

【基本信息】

患者，女，72 岁，主因“发现 HBsAg 阳性 30 年，肝占位 10 个月，宫颈肿物 8 天”入院。

现病史：患者 30 年前体检发现 HBsAg 阳性，后间断规律复查。9 年前随诊发现肝硬化，开始口服恩替卡韦 0.5 mg 每晚 1 次抗病毒治疗。10 个月前外院腹部超声提示肝内多个低回声或高回声结节，大者 2.1 cm × 1.7 cm × 1.5 cm，位于肝左叶，肝硬化，未进一步诊治。2 个月后复查腹部超声示肝内可见多发低回声结节，大者 2.3 cm × 1.7 cm × 1.5 cm，位于肝左叶。AFP 7.37 ng/mL。后完善腹部增强 MRI 提示肝硬化，肝左叶占位，大小 2.1 cm × 1.7 cm，考虑为恶性病

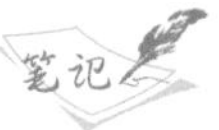

变。并接受TACE联合RFA治疗，后患者规律复查，肝内肿瘤未见复发。3个多月前患者无明显诱因出现阴道出血，量不多，无其他不适，未予以重视，8天前出血量较前增多，伴有下腹坠痛，疼痛程度轻，无异常分泌物，无排便异常，无尿频、尿急，就诊于外院行阴道超声检查发现宫颈至子宫下段实性占位，大小约为4.9 cm×4.8 cm，呈低回声团，边界不清，内回声均匀，血流信号极丰富，可见动脉频谱，RI：0.62。双附件未见明显异常。进行盆腔增强MRI提示子宫颈、宫体下方可见团片状等T_1信号，压脂像呈稍高信号，边界欠清晰，该病变区DWI呈高信号影，静脉注入Gd-DTPA增强后，呈明显欠均匀强化，范围为5.8 cm×5.3 cm×5.7 cm；子宫直肠窝清晰，膀胱后缘略受压，与病变分界清晰。子宫韧带及子宫左侧动脉与病变关系密切。余膀胱充盈尚可，膀胱壁未见明显增厚。骨盆内髂血管旁可见多发小淋巴结影，较大者长径约0.7 cm，增强后可见强化；所及骨盆诸骨形态信号未见明显异常。诊断：①子宫颈部、宫体下方富血供肿瘤病变，考虑为恶性，宫颈癌可能；②盆腔内多发小淋巴结影。完善病理提示宫颈病变组织形态学符合鳞癌，免疫组化结果显示Ki-67（index 70%），P16（+）。目前患者阴道未见异常出血，未见异常分泌物，偶感排便不尽感，无明显腹痛、腹泻、尿频、尿急、大便异常。现患者为求进一步治疗，就诊于我院并由我科收入。

患者自发病以来，精神、食欲尚可，二便正常，体重较前下降2.5 kg。

既往史：高血压病史4年，血压最高160/90 mmHg，目前口服西尼地平5 mg每日1次，血压控制在（130～140）/（60～80）mmHg；4年前因急性心肌梗死就诊，诊断为冠心病、高脂血症，并行冠状动脉支架置入术；3个月前右侧大腿摔伤；甲状腺功能减退5年，口服

笔记

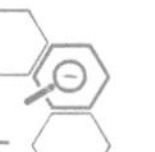

左甲状腺素钠 12.5 μg 每日 1 次。否认糖尿病病史，否认其他传染病病史，否认食物、药物过敏史。

个人史：否认吸烟史，否认饮酒史。

【体格检查】

体温 35.8 ℃，脉搏 62 次 / 分，呼吸 20 次 / 分，血压 140/60 mmHg，神志清楚，精神正常。双肺呼吸音清，未闻及干湿啰音及胸膜摩擦音。心律齐，各瓣膜听诊区未闻及病理性杂音，腹部柔软，全腹无压痛及反跳痛，肝、脾肋下未及，移动性浊音阴性，双下肢无水肿。

【辅助检查】

入院后完善检查，血常规：WBC 3.5×10^9/L，NE% 55.4%，HGB 116 g/L，PLT 145×10^9/L。生化：ALT 49 U/L，AST 15.2 U/L，TBIL 7.2 μmol/L，ALB 41.6 g/L，CHE 5939 U/L。肿瘤标志物：CA125 14.3 U/mL。

盆腔增强 MRI（本院）：绝经期子宫，子宫呈前倾前屈位，形态不规则，大小约为 6.7 cm × 5.1 cm × 4.4 cm；子宫颈可见一肿块影，大小约为 5.6 cm × 4.3 cm，T_2WI 为稍高信号，DWI 为高信号，增强扫描动脉期可见高强化，静脉期强化减退，病灶边缘仍可见小斑片状高强化影；子宫体下部、阴道前后穹隆、阴道上部受累。

病理组织进一步完善免疫组化：PD-L1（肿瘤细胞 10%，免疫细胞 10%+），PD-1（肿瘤细胞 5%，免疫细胞 15%+）。

【诊断】

诊断：肝细胞肝癌（BCLC 0 期 /CNLC Ⅰ a 期）；宫颈鳞癌（FIGO Ⅱ b 期）；乙肝肝硬化代偿期；高血压病 2 级（很高危），冠心病，陈旧性心肌梗死，冠状动脉支架置入术后，高脂血症，甲状腺功能减退。

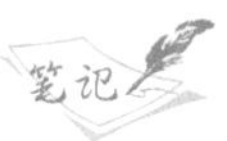

诊断依据：①肝细胞肝癌：患者为老年女性，有乙肝肝硬化基础，为肝癌的高发人群，10 个月前发现肝占位，进一步腹部增强 MRI 可见肝左叶占位，大小为 2.1 cm × 1.7 cm，动脉期明显强化，门静脉期及静脉期强化减退，符合原发性肝癌的临床诊断标准，故诊断明确。单发，直径＜ 2 cm，肝功能 Child-Pugh A 级，PS 评分 1 分，故为 BCLC 0 期，CNLC Ⅰ a 期。②宫颈鳞癌（FIGO Ⅱ b 期）：患者为老年女性，存在绝经后阴道不规则出血，影像学检查可见宫颈占位，阴道镜病理提示为鳞癌，病变累及子宫体下部、阴道前后穹隆、阴道上部，未累及阴道下 1/3，无宫旁浸润，同时未见其他部位转移，故上述诊断分期明确。③乙肝肝硬化代偿期：患者为老年女性，发现 HBsAg 阳性时间长，影像学检查可见肝脏体积缩小，形态欠规则，符合肝硬化表现，未出现腹水等失代偿期表现，故诊断明确。④高血压病 2 级（很高危），冠心病，陈旧性心肌梗死，冠状动脉支架置入术后，高脂血症，甲状腺功能减退：根据既往病史追溯，诊断明确。

【治疗经过】

肝细胞肝癌治疗：给予二级护理，清淡饮食，继续口服恩替卡韦抗病毒治疗，后行肝动脉化疗栓塞术、射频消融术治疗。

宫颈癌治疗：给予二级护理，清淡饮食，继续口服恩替卡韦抗病毒治疗。给予化疗，具体方案：体表面积 1.6 m^2，紫杉醇 150 mg/m^2 210 mg d1+ 卡铂（AUC 4）400 mg d2 q21d。化疗 2 个周期后于外院接受放射治疗：调强放疗 50 Gy/25 f 后立体定向放射治疗 18 Gy/6 f。因为患者放化疗期间出现Ⅳ度骨髓抑制，无法继续耐受化疗，结合病理免疫组化示 PD-L1（肿瘤细胞 10%。免疫细胞 10%+），PD-1（肿瘤细胞 5%，免疫细胞 15%+），故开始静脉输注信迪利单抗 200 mg

每 3 周 1 次辅助治疗。

【随访】

肝细胞肝癌随访：患者每 3 个月复查腹部增强 MRI，均提示治疗后病灶未见明显强化，未见异常强化灶，同时 AFP 从 7.45 ng/mL 降至 0.9 ng/mL，疗效评价为完全缓解。

宫颈癌随访：治疗后复查盆腔增强 MRI 提示宫颈癌治疗后改变，病变明显缩小，病变内未见明显强化，疗效评价为完全缓解。后患者于当地医院复查至今，疗效评价仍然为完全缓解。

病例分析

宫颈癌是最常见的妇科恶性肿瘤之一，2018 年全球癌症统计数据显示，其发病率在所有癌症中居第 14 位，在女性癌症中居第 4 位；根据世界卫生组织 2018 年发布的数据，每年全球有超过 32 万人因宫颈癌死亡，女性人群中宫颈癌发病率为 13.1%，死亡率为 6.9%。在发展中国家，宫颈癌发病率在女性癌症中居第 2 位。在我国，宫颈癌的死亡分布情况总体上农村略高于城市，中西部地区约为东部地区的 2 倍。我国宫颈癌患者的中位发病年龄是 51 岁，主要好发于 2 个年龄段，以 40 ～ 50 岁为最多，60 ～ 70 岁又有一高峰出现。随着人乳头瘤病毒疫苗的推广应用、宫颈癌筛查、宫颈上皮内瘤变的诊断和治疗等措施的开展，宫颈癌的发病率开始下降。宫颈癌的主要病因包括人乳头瘤病毒感染，尤其是 16 型、18 型人乳头瘤病毒和宫颈癌关系最为密切；其他因素包括初次性生活年龄小、多个性伴侣、早婚、早育、口服避孕药等。其主要症状为接触性阴道出血、异常白带、不规则阴道出血或绝经后阴道出血，可出现由于肿瘤侵

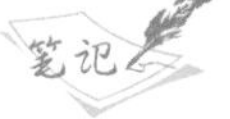

犯其他器官所致的相应症状。宫颈癌诊断包括判断分期和组织学分类，NCCN、ESMO、FIGO 和中国抗癌协会发布的宫颈癌指南一直是临床实践的主要参考。宫颈癌的治疗主要包括手术治疗和放疗，化疗可与手术治疗、放疗配合作为晚期及复发性宫颈癌的治疗方式。目前靶向治疗、免疫治疗等也用于复发或转移性宫颈癌的治疗。此病例为 FIGO Ⅱb 期，指南推荐进行同步放化疗，结合患者存在乙肝肝硬化背景，放化疗后出现严重骨髓抑制，考虑患者不能进一步耐受化疗，但因患者存在 PD-L1 高表达，故采用免疫治疗。2021 年 KEYNOTE-826 的研究表明，在一线治疗的 PD-L1 阳性宫颈癌患者中，与化疗 ± 贝伐珠单抗相比，帕博利珠单抗联合化疗 ± 贝伐珠单抗能将患者的死亡风险降低 36%，显著延长患者的总生存期和无进展生存期。

肝细胞肝癌的消融治疗是借助医学影像技术的引导，对肿瘤病灶靶向定位，局部采用物理或化学的方法直接杀灭肿瘤组织的一类治疗手段。射频消融术是肝细胞肝癌微创治疗常用的消融方式，具有操作方便、疗效好、住院时间短等优点。对于单个直径≤ 3 cm 的肝细胞肝癌，有证据显示射频消融术的疗效与外科手术相似。

孙巍教授病例点评

本病例中，患者具有乙肝肝硬化背景，在确诊肝细胞肝癌 8 个月后发现宫颈恶性肿瘤，同时患有两种恶性肿瘤，这属于相对比较少见的情况。腹部增强 MRI 检查及肝动脉造影均提示患者为肝细胞肝癌，肝细胞肝癌诊断明确。尽管患者发病初期的 AFP 数值在正常范围内，但经过治疗后，AFP 数值较前下降，亦支持此诊断。患者

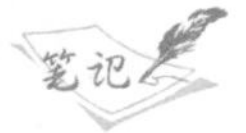

肝细胞肝癌临床分期较早，应用微创治疗后效果较好；宫颈癌在放化疗后出现严重骨髓抑制，改为免疫检查点抑制剂辅助治疗后，疗效评价为完全缓解。这提示我们在临床中注意根据不同患者的特征，制定个性化治疗方案。

【参考文献】

1. FOWLER J R，MAANI E V，JACK B W. Cervical cancer. Treasure Island（FL）：StatPearls Publishing，2022.
2. BRAY F，FERLAY J，SOERJOMATARAM I，et al. Global cancer statistics 2018：GLOBOCAN estimates of incidence and mortality worldwide for 36 cancers in 185 countries. CA Cancer J Clin，2018，68（6）：394-424.
3. COLOMBO N，DUBOT C，LORUSSO D，et al. Pembrolizumab for persistent，recurrent，or metastatic cervical cancer. N Engl J Med，2021，385（20）：1856-1867.
4. PENG Z W，LIN X J，ZHANG Y J，et al. Radiofrequency ablation versus hepatic resection for the treatment of hepatocellular carcinomas 2cm or smaller：a retrospective comparative study. Radiology，2012，262（3）：1022-1033.

（魏建莹　整理）

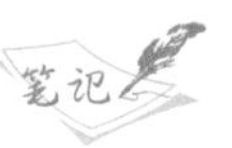

病例 18 卡瑞利珠单抗联合阿帕替尼二线治疗肝细胞肝癌合并门静脉癌栓一例

病历摘要

【基本信息】

患者，男，64 岁，主因“发现 HBsAg 阳性 20 年，肝占位 10 余年”入院。

现病史：患者 20 年前体检发现 HBsAg 阳性，自述肝功能异常，具体结果不详，未应用抗病毒药物，间断随诊。11 年前当地腹部彩超提示肝硬化。10 年前患者因自觉乏力明显，伴上腹痛，放射至后背，就诊于我院并完善腹部增强 CT，提示肝硬化，脾大，门静脉栓塞，门静脉侧支循环建立，食管下段、胃底小弯侧及胆囊周围静脉曲张，肝右叶及尾状叶低密度影，考虑为恶性病变，进行肝动脉造影提示符合肝细胞肝癌特点，故拟诊为肝细胞肝癌、门静脉血栓，

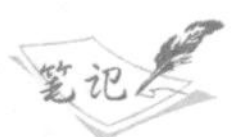

先后行2次TACE，并开始口服恩替卡韦0.5 mg每晚1次抗病毒治疗。后于当地定期复查，自述未见异常。1年前于我院查腹部增强CT提示肝S2/S7/S8内多发稍低密度灶，增强扫描提示动脉期轻度强化，平衡期成稍低密度灶，考虑为恶性病灶。先后行TACE联合RFA，并开始口服仑伐替尼8 mg每日1次靶向治疗1年，初始疗效评价为部分缓解。患者1个月前于当地复查腹部MRI提示肝脏多发强化结节灶，考虑恶性病变可能性大，门静脉左右分支内癌栓形成可能，肝门区海绵样变。为求进一步治疗就诊于我院并接受入院治疗。

既往史：高血压病史13年，血压最高为170/100 mmHg，长期口服硝苯地平30 mg每日1次控制血压，自述药物控制良好。1年前因“冠心病、不稳定型心绞痛”于外院行心脏支架植入术，术后口服阿司匹林100 mg及氯吡格雷75 mg每日1次抗血小板治疗，后因消化道不适自行停用阿司匹林，现已停用氯吡格雷。对磺胺类、复方甘草酸苷药物过敏，表现为皮疹。

个人史：否认烟酒等不良嗜好。

【体格检查】

ECOG评分1分，体温36.7 ℃，脉搏80次/分，呼吸18次/分，血压130/80 mmHg。肝病面容，肝掌及蜘蛛痣阳性，全身浅表淋巴结未触及肿大。双肺呼吸音清，未闻及干湿啰音。心律齐，各瓣膜未闻及病理性杂音，腹软，无压痛，移动性浊音阴性，双下肢无水肿。

【辅助检查】

入院后化验提示，血常规：WBC 8.15×10^9/L，HGB 147.00 g/L，PLT 175.00×10^9/L。生化：ALT 22.8 U/L，AST 28.5 U/L，TBIL 21.2 μmol/L，ALB 38.8 g/L，CHE 5214 U/L，Cr 89.9 μmol/L。HBV DNA ＜ 100 IU/mL。肿瘤标志物：AFP 5678.2 ng/mL。凝血功能：

PT 12.8 s，APTT 30.2 s，PTA 78.0%。

胸部平扫 CT：左上肺尖区新发结节灶，不除外转移。双肺上叶、中叶多发微结节。右膈抬高，右肺下叶肺底部分膨胀不全。左肺下叶部分支气管扩张。双肺肺气肿。两肺少许慢性炎性索条。

【诊断】

诊断：肝细胞肝癌（BCLC C 期 /CNLC Ⅲ a 期），门静脉癌栓Ⅱ型；乙肝肝硬化代偿期；高血压病 2 级（极高危）；冠心病，经皮冠脉介入术（percutaneous coronary intervention，PCI）后。

诊断依据：①肝细胞肝癌，门静脉癌栓Ⅱ型：患者为老年男性，有乙肝肝硬化基础，为肝癌高危人群，10 年前发现肝占位，腹部增强 CT 呈现“快进快出”的典型肝细胞肝癌表现，肝动脉造影支持上述诊断，曾多次行 TACE 治疗，近期发现门静脉分支内充盈缺损加重，且内部有动脉期强化，故考虑为癌栓，分型属Ⅱ型，因存在脉管侵犯，未见明确远处转移，故为 BCLC C 期 /CNLC Ⅲ a 期。②乙肝肝硬化代偿期：患者乙肝表面抗原阳性时间大于半年，影像学检查提示肝形态异常，可见食管 – 胃底静脉曲张，化验肝功能储备下降，但无腹水等肝硬化失代偿期表现，故该病诊断明确。③高血压病 2 级（极高危）：患者血压最高 170/100 mmHg，达 2 级，已出现临床并发症——冠心病，故危险分层为极高危。④冠心病，PCI 后：病史提供，延续诊断。

【治疗经过】

继续口服恩替卡韦抗病毒治疗，予以静脉滴注卡瑞利珠单抗 200 mg 每 3 周 1 次联合口服阿帕替尼 250 mg 每日 1 次全身治疗，并行 TACE 治疗 1 次。治疗 2 个月后复查影像学，根据 mRECIST 评估肝癌疗效，评价为 PR。继续原方案治疗，在联合治疗的第 6 个月时

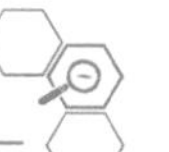

患者反复出现心悸、胸闷，故停用阿帕替尼，并改为每 3 个月使用 1 次卡瑞利珠单抗 200 mg 静脉滴注。

【随访】

患者至今存活，无进展，无进展生存期大于 22 个月。不良反应方面：RCCEP Ⅰ度，转氨酶升高Ⅰ度，蛋白尿Ⅱ度，胆红素升高Ⅲ度（非药物相关，研究者判断其和急性胆囊炎有关）。

病例分析

晚期肝细胞肝癌的治疗原则：全身系统治疗为主，辅以局部治疗，延长患者生存期，提高其生活质量。因肝细胞肝癌发病隐匿，70% 以上的患者发现时已是中晚期，失去手术机会。中晚期肝细胞肝癌目前主要的治疗方法如下。①靶向治疗（小分子酪氨酸激酶抑制剂）：索拉非尼、仑伐替尼、多纳非尼。②免疫检查点抑制剂：通过阻断 PD-1/PD-L1 的结合或 CTLA-4，从而激发 T 细胞识别和杀伤肿瘤细胞的作用。③局部治疗：肝动脉化疗栓塞术、放射治疗等。CSCO 指南推荐将肝动脉化疗栓塞术用于中晚期肝癌患者，部分患者可联合射频消融术或微波消融术；推荐将立体定向放射治疗用于合并门静脉癌栓的肝细胞肝癌患者。

甲磺酸阿帕替尼是我国自主研发的小分子靶向药物，属 VEGFR2 的抑制剂，能够抑制肿瘤新生血管的生成，促进肿瘤血管正常化，解除 VEGF 通路的免疫抑制作用；而卡瑞利珠单抗常引起反应性毛细血管增生症，多项临床研究发现两者联用有协同增敏作用，且可使反应性毛细血管增生症的发生率明显下降。

一项卡瑞利珠单抗联合阿帕替尼用于二线治疗晚期肝细胞肝

癌的Ⅰb/Ⅱ期临床试验（NCT03092895）显示，应用375 mg阿帕替尼时，几乎所有患者都曾暂停用药，耐受性差，但将剂量下调至250 mg时，患者耐受性提高。疗效方面，客观缓解率为10.7%，疾病控制率为67.9%。另一项卡瑞利珠单抗联合阿帕替尼用于二线治疗晚期肝细胞肝癌的Ⅱ期临床研究（RESCUE）显示，客观缓解率达22.5%，中位无进展生存期为5.5个月，中位总生存期为21.8个月。

肝癌治疗已经从单一治疗逐渐发展为多学科的综合治疗模式。多学科的综合治疗模式包括手术、肝动脉化疗栓塞术、射频消融术、放射治疗、分子靶向治疗、免疫治疗等治疗手段。针对不同的肝癌患者，根据有无血管侵犯、有无远处转移，以及肿瘤负荷、肝功能和一般状况的不同，制定出个体化的综合治疗方案，以便控制病情，延长其生存期。

丁晓燕教授病例点评

门静脉癌栓在原发性肝癌患者中发病率高，姑息治疗生存期仅为3个月左右，这类患者缺乏优选的治疗方案。随着免疫检查点抑制剂的临床获批，靶免联合方案的循证医学证据越来越充分，如贝伐珠单抗联合阿替利珠单抗或信迪利单抗，但是由于合并门静脉癌栓的患者门静脉高压、食管－胃底静脉曲张明显，限制了贝伐珠单抗的应用。小分子酪氨酸激酶抑制剂阿帕替尼联合卡瑞利珠单抗的临床研究数据结果，以及局部治疗TACE联合靶向药物或PD-1单抗的协同增敏作用，提示了TACE联合靶免治疗的有效性和安全性。本例患者使用一线仑伐替尼治疗后进展，发病时合并门静脉癌栓Ⅱ型，结合目前发表的TACE联合靶免治疗中晚期肝癌的小样本研究

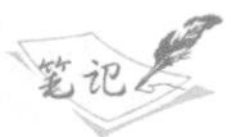

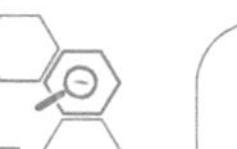

阳性结果，进一步提示了 TACE 联合靶免治疗在合并门静脉癌栓的原发性肝癌二线治疗领域中的可行性，这值得进一步探索和临床研究验证。

【参考文献】

1. BRAY F，FERLAY J，SOERJOMATARAM I，et al. Global cancer statistics 2018：GLOBOCAN estimates of incidence and mortality worldwide for 36cancers in 185 countries. CA Cancer J Clin，2018，68（6）：394-424.

2. KUMO M，FINN R S，QIN S，et al. Lenvatinib versus sorafenib in first-line treatment of patients with unresectable hepatocellular carcinoma：a randomised Phase 3 non-inferiority trial. Lancet，2018，391（10126）：1163-1173.

3. MEI K，QIN S，CHEN Z，et al. Camrelizumab in combination with apatinib in second-line or above therapy for advanced primary liver cancer：cohort A report in a multicenter phase Ⅰb/Ⅱ trial. J Immunother Cancer，2021，9（3）：e002191.

4. XU J，SHEN J，GU S，et al. Camrelizumab in combination with apatinib in patients with advanced hepatocellular carcinoma（RESCUE）：a nonrandomized，open-label，phase Ⅱ trial. Clin Cancer Res，2021，27（4）：1003-1011.

（申燕军　整理）

病例 19
高危部位肝癌微波消融后完全缓解、生存期达 10 年一例

病历摘要

【基本信息】

患者，男，60 岁，主因“发现 HBsAg 阳性 26 余年，肝癌介入术后 3 月余”入院。

现病史：患者 26 余年前体检发现 HBsAg 阳性，未予以治疗，2010 年 6 月曾到我院就诊，考虑为早期肝硬化，之后间断服用复方益肝灵。2012 年于某医院就诊时发现肝占位，行肝动脉栓塞 + 脾动脉栓塞。后因肝癌进展多次行 TACE+ 肝癌 MWA。2017 年 6 月 3 日我院腹部 MRI：肝 S6 术后病灶旁异常强化结节，考虑为肝癌复发病灶，与 2017 年 3 月 1 日腹部 MRI 提示体积增大；肝左叶多个异常强化灶，较前无明显变化；肝硬化，脾大，食管下段静脉曲张；门静

脉主干局部栓塞，附脐静脉侧支开放；肝囊肿，右肾囊肿。2017 年 6 月 27 日行 TACE 治疗。2017 年底腹部增强 MRI 提示肝内可见多发新生强化病灶，考虑为肝癌进展，AFP（–），于 2018 年 1 月 1 日行 TACE。2018 年 3 月 31 日复查腹部增强 MRI 提示肝 S6 段可见新生强化病灶，AFP 正常，考虑为肝癌进展，于 2018 年 4 月 12 日行 TACE 治疗。2018 年 7 月 11 日复查腹部增强 CT 提示肝脏占位介入术后，S6 术后病灶旁异常强化结节，与 2018 年 3 月 31 日腹部 MRI 比较提示结节略增大，考虑为恶性病变可能性大；肝左叶多个异常信号及强化灶，考虑为异型增生结节可能，建议密切随诊观察，警惕恶变可能，必要时用普美显造影剂进一步检查核实；肝硬化，脾大、脾局部梗死，食管下段静脉曲张，脐静脉开放，门静脉增宽，主干及肠系膜上静脉局部栓塞，附脐静脉侧支开放、增粗；肝囊肿，右肾囊肿；胆囊结石，胆囊壁增厚水肿。2018 年 7 月 18 日给予肝动脉化疗栓塞术，术后定期复查 MRI 提示肝脏占位介入术后，肝 S6 术后病灶旁结节灶，考虑为恶性病变可能，较 2018 年 11 月 13 日腹部 MRI 结节稍增大、血供增多；肝右叶（2018 年 7 月 29 日）强化结节灶，不除外恶性病变，较前片显示清晰；建议复查或进一步检查。2019 年 2 月 21 日行肝动脉化疗栓塞术、2 月 26 日行 CT 引导下肝癌微波消融术。2019 年 5 月 21 复查腹部 MRI：①肝脏占位介入术后，肝 S6 术后病灶旁恶性病变，较 2019 年 1 月 22 日腹部 MRI 增大，考虑为恶性，建议治疗后复查。②肝左叶 T_2WI 高信号结节灶，较既往 MRI 变化不大，建议定期复查。③肝硬化，脾大、脾局部梗死，食管下段静脉曲张，脐静脉开放；门静脉增宽，主干及肠系膜上静脉、脾静脉局部栓塞。今日为进一步诊治到我院就诊，门诊以“原发性肝癌”收住院。

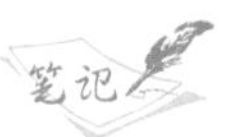

既往史：患 2 型糖尿病 12 余年，口服降糖药，血糖控制平稳；患高血压 6 余年，口服降压药物治疗，血压控制可；否认冠心病，否认其他传染病病史，否认食物、药物过敏史，否认手术、外伤史。

个人史：否认吸烟史，有 20 余年饮酒史，现已戒酒。

【体格检查】

体温 36.7 ℃，脉搏 75 次 / 分，呼吸 20 次 / 分，血压 130/70 mmHg，神志清楚。肝病面容，查体合作，全身浅表淋巴结未及异常肿大。双侧瞳孔对光反射灵敏，口唇无苍白、发绀，口周无疱疹，颈软无抵抗。双肺叩诊呈清音，双肺呼吸音清，未闻及干湿啰音及胸膜摩擦音。心界不大，心率 75 次 / 分，心律齐，各瓣膜听诊区未闻及病理性杂音。腹部平坦，全腹无压痛及反跳痛，腹部未触及包块，肝、脾、胆囊未触及，Murphy 征阴性，麦氏点无压痛，双侧输尿管无压痛，肝区叩痛阴性，移动性浊音阴性。四肢、关节未见异常，活动无受限，双下肢无水肿，四肢肌力、肌张力正常，腹壁反射正常引出，双侧肱二头肌、肱三头肌反射，膝反射，跟腱反射正常引出。

【辅助检查】

化验回报，血细胞分析：WBC 3.19×10^9/L，NE% 64.36%，NE 2.05×10^9/L，LY% 22.27%，LY 0.71×10^9/L，RBC 3.81×10^{12}/L，HGB 118.8 g/L，HCT 32.68%，MCV 85.81 fL，MCH 31.20 pg，MCHC 363.6 g/L，PLT 59.2×10^9/L，PCT 0.05%。肝功能：ALT 16.2 U/L，AST 23.0 U/L，TBIL 25.9 μmol/L，DBIL 8.1 μmol/L，TP 67.3 g/L，ALB 36.1 g/L，GLO 31.2 g/L，A/G 1.2，LDH 243.6 U/L，GGT 23.7 U/L，ALP 59.0 U/L，CHE 6438 U/L，TBA 34.3 μmol/L，CK 180.2 U/L，CK-MB 66.0 U/L，HBDH 197 U/L，TCHO 5.11 mmol/L，TG 0.59 mmol/L，HDL-C 1.40 mmol/L，LDL-C 3.08 mmol/L，Pre-A 121.0 mg/L，

ApoA 1 1.55 g/L，ApoB 0.84 g/L，AFU 25.6 U/L，HCY 15.85 μmol/L，CRP 1.5 mg/L，LP（a）5.4 mg/dL。肿瘤系列：AFP 39.70 ng/mL，CEA 2.2 ng/mL。

【诊断】

诊断：原发性肝癌，活动性乙肝肝硬化失代偿期，食管下段 – 胃底静脉曲张，脾大，门静脉栓塞；2 型糖尿病，高血压病 2 级（中危）。

诊断依据：①原发性肝癌，活动性乙肝肝硬化失代偿期，食管下段 – 胃底静脉曲张，脾大，门静脉栓塞：患者为中年男性，26 年前发现 HBsAg（+），2010 年 6 月诊断为早期肝硬化，2012 年 3 月发现肝占位，诊断为原发性肝癌伴腹腔淋巴结转移、肝硬化、脾功能亢进，行肝动脉栓塞 + 脾动脉栓塞。后因肝癌进展多次行 TACE+ 肝癌 MWA。2019 年 5 月 21 日复查腹部 MRI 提示：肝脏占位介入术后，S6 术后病灶旁恶性病变，较 2019 年 1 月 22 日片增大，考虑为恶性，建议治疗后复查；肝左叶 T_2WI 高信号结节灶，较既往 MRI 变化不大，建议定期复查；肝硬化，脾大、脾局部梗死，食管下段静脉曲张，脐静脉开放，门静脉增宽，主干及肠系膜上静脉、脾静脉局部栓塞。综上所述，诊断明确。② 2 型糖尿病，高血压病 2 级（中危）：患者病史提供，诊断明确。

【治疗经过】

患者于 2019 年 6 月 13 日行肝动脉化疗栓塞术，2019 年 6 月 18 日行 CT 引导下肝癌微波消融术（图 19-1、图 19-2），2021 年 2 月 20 日行肝动脉化疗栓塞术，2021 年 2 月 24 日行 CT 引导下肝癌微波消融术，2021 年 10 月 21 日行肝动脉化疗栓塞术，后随访至今肝癌未见复发，处于完全缓解状态。

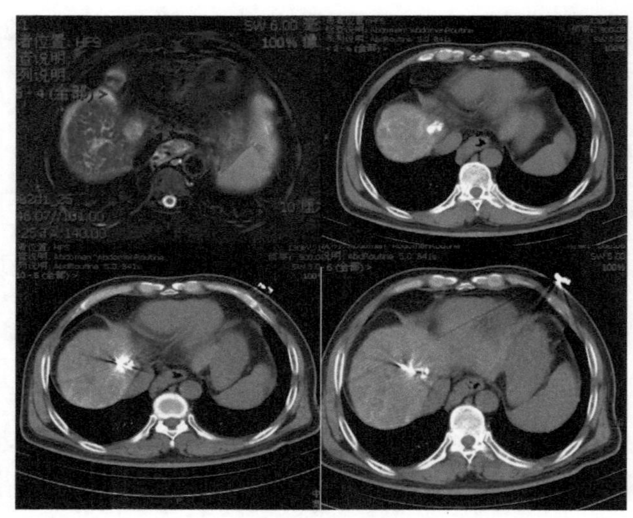

图 19-1 微波消融过程

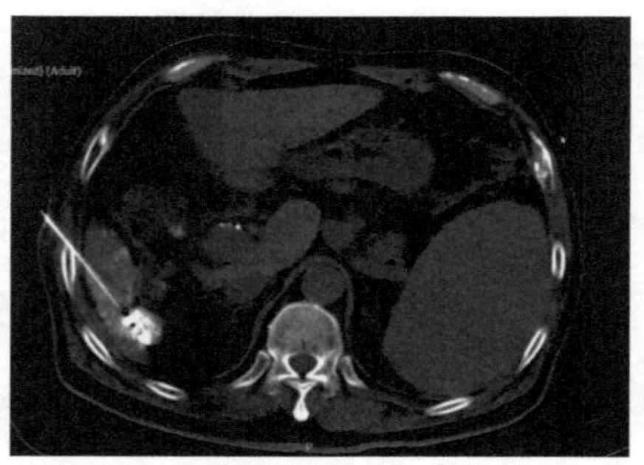

图 19-2 2019 年 6 月 18 日因肝癌复发，位于 S6 段，靠近结肠，行肝癌微波消融术

2021 年 2 月 24 日行肝癌微波消融术，患者病灶位于心膈角，经过肝动脉化疗栓塞及肝癌微波消融治疗后局部病灶完全坏死。

【随访】

多次随访未见局部复发。

病例分析

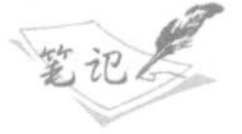

肝癌消融术是一种肝癌的微创介入治疗方式，它是借助影像学

技术对肿瘤进行定位，再通过物理或者化学的方法直接消灭肿瘤的一种治疗方法。肝癌消融术包括了多种技术，如射频消融、冷冻消融（氩氦刀）、微波消融、高频超声聚焦消融（海扶刀）或者无水酒精注射消融等。这类治疗的优点是操作简单、创伤小，且部分患者可以达到根治性效果，主要适用于不能进行手术治疗的各类肝癌患者，或者是术后出现了复发或转移的肝癌患者，是除手术治疗以外的一个很好的补充治疗手段。消融的路径有经皮、经腹腔镜、开腹或经内镜四种。大多数的小肝癌可以经皮穿刺消融，具有经济、方便、微创等优点。位于肝包膜下的肝癌，特别是突出肝包膜外的肝癌，经皮穿刺消融风险较大；影像学引导困难的肝癌或经皮消融高危部位的肝癌（贴近心脏、膈肌、胃肠道、胆囊等），都可以考虑采用经腹腔镜消融、开腹消融或水隔离技术的方法。

本例患者病灶位于心膈角，靠近心脏和膈肌，后复发病灶贴近肠道，经过肝动脉化疗栓塞及肝癌微波消融治疗后局部病灶完全坏死，多次随访未见局部复发。患者肝癌属 BCLC A 期，按照肿瘤个体化治疗原则，对肝癌行肝动脉化疗栓塞联合肝癌微波消融术，最终患者获益。

李常青教授病例点评

目前公认的原发性肝癌的根治手段有外科手术切除、肝移植、消融治疗。外科切除虽然被认为是肝癌的首选治疗方法，但创伤较大、切除率较低；肝移植疗效确切，但受创伤大、费用高、肝源缺乏等因素的限制，很少肝癌患者能够获得肝移植的机会。近年来，肿瘤消融技术在原发性肝癌的治疗中得到了广泛的应用，已经

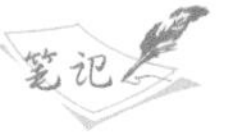

取得了与外科切除、肝移植相当的治疗效果。根据2020年肝癌射频/微波消融治疗专家共识，该技术主要适用于单发肿瘤，最大直径≤5 cm；或肿瘤数目≤3个，最大直径≤3 cm；无脉管癌栓、邻近器官侵犯；肝功能Child-Pugh A/B级，或经过内科治疗后达到该标准。符合此标准的原发性肝癌经过射频或微波消融治疗可以获得根治性的治疗效果。位于肝被膜下，或者突出肝脏表面，紧邻胆囊、胃肠等空腔脏器；位于肝顶部，或者靠近膈肌、心膈角等部位的肿瘤，被认为是高危部位的肿瘤。本例患者为老年男性，有肝硬化基础疾病，先后生长的肿瘤分别毗邻心膈角、结肠肝区，属于高危部位的肿瘤，经过TACE治疗、CT引导下微波消融治疗，获得了长达10余年的生存期，达到了临床治愈的标准。取得这一结果与术前影像分析、评估、定位，TACE肿瘤的碘油标记，CT引导下的精准穿刺，微波的彻底消融等因素有密切的关系，可为肝癌消融治疗适应证的拓展起到积极的推动作用。

【参考文献】

1. GLASSBERG M B，GHOSH S，CLYMER J W，et al. Microwave ablation compared with radiofrequency ablation for treatment of hepatocellular carcinoma and liver metastases：a systematic review and metaanalysis. Onco Targets Ther，2019，12：6407-6438.
2. LENCIONI R，CROCETTI L. Imageguided thermal ablation of hepatocellular carcinoma. Crit Rev Oncol Hematol，2008，66：200-207.
3. ZHAO W，LI H，LI W，et al. Effect of microwave ablation on platelet and coagulation function in patients with BCLCA hepatocellular carcinoma. J Cancer Res Ther，2021，17：1275-1280.

（郭江　整理）

病例 20
应用 TIPS 治疗原发性肝癌合并消化道出血、顽固性腹水一例

病历摘要

【基本信息】

患者，男，53 岁，主因“发现 HBsAg 阳性 13 余年，腹胀、尿少半个月”入院。

现病史：患者于 2000 年发现 HBsAg（+），2012 年 9 月于我院行腹部增强 CT：肝右叶下段可见异常强化灶，考虑为原发性肝癌，分别行 TACE、RFA 治疗。2012 年 11 月复查腹部 MRI：肝脏介入术后复查，肝内病灶未见异常强化；肝顶可见一过性小结节强化灶，肝硬化，再生结节形成，脾大，腹水。2013 年 7 月复查腹部 CT：肝脏介入及射频术后复查，肝内病变未见异常强化，肝硬化，再生结节形成，脾大，腹水。2013 年 8 月出现消化道出血，内镜下治疗后出血停止。半

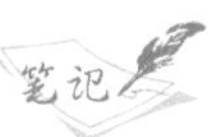

个月前出现双下肢浮肿、腹胀、尿少，为进一步治疗再次入住我科。

既往史：否认高血压、冠心病、糖尿病病史，否认其他传染病病史，否认食物、药物过敏史，否认手术、外伤史。

个人史：否认吸烟史，饮酒 17 余年，每天半斤白酒。

【体格检查】

体温 36.7 ℃，脉搏 78 次 / 分，呼吸 18 次 / 分，血压 110/70 mmHg，神志清楚。肝病面容，查体合作，全身皮肤黏膜颜色正常，无黄染，皮肤温度正常，皮肤弹性正常，肝掌阴性，蜘蛛痣阴性。双肺叩诊呈清音，双肺呼吸音清，未闻及干湿啰音及胸膜摩擦音。心界不大，心率 78 次 / 分，心律齐，各瓣膜听诊区未闻及病理性杂音，腹部膨隆，上腹部压痛、反跳痛，腹部未触及包块，肝、脾、胆囊未触及，Murphy 征阴性，麦氏点无压痛，双侧输尿管无压痛，肝区叩痛阴性，移动性浊音阳性。四肢、关节未见异常，活动无受限，双下肢中度水肿。

【辅助检查】

化验回报，全血细胞分析：WBC 4.77×10^9/L，LY% 16.38%，LY 0.78×10^9/L，MO% 8.63%，RBC 3.52×10^{12}/L，HGB 99.4 g/L，HCT 30.22%，RDW 22.37%，PLT 95.8×10^9/L。肝功能：ALT 8.9 U/L，TBIL 19.4 μmol/L，DBIL 11.0 μmol/L，ALB 31.3 g/L，GLO 40.1 g/L，A/G 0.8，CHE 2142 U/L，TBA 47.1 μmol/L。凝血组合：PT 16.00 s，PTA 56.10%。电解质 + 肾功能 + 血糖 + 血氨：BUN 17.57 mmol/L，CREA 171.00 μmol/L，URCA 796.00 μmol/L。CRP 60.40 mg/L。

腹部彩超：肝硬化合并肝内实性占位（介入术后），胆囊壁厚，双边脾栓塞术后，脾大，腹水，门静脉高压，血流改变。

【诊断】

诊断：原发性肝癌；乙肝肝硬化，部分脾栓塞术后，脾大，脾

功能亢进，消化道出血，腹水。

诊断依据：①原发性肝癌：患者为中年男性，有乙肝肝硬化病史，2012 年 9 月腹部增强 CT 提示肝右叶下段可见异常强化灶，动脉期明显强化，肝硬化，再生结节形成，脾大，腹水。考虑为原发性肝癌。于我科行 TACE、MWA 治疗，诊断明确。②乙肝肝硬化，部分脾栓塞术后，脾大，脾功能亢进，消化道出血，腹水：患者有乙肝病史，腹部 MRI 和腹部 CT 提示肝脏边缘凹凸不平，肝左右叶比例失调，符合肝硬化表现，且有脾大、腹水，结合化验血小板低下，考虑为脾功能亢进，曾于我科行部分脾栓塞术治疗；2013 年 8 月出现食管 – 胃底静脉曲张破裂出血，行胃镜下治疗，诊断明确。

【治疗经过】

患者 2013 年 8 月出现食管 – 胃底静脉曲张破裂出血，行胃镜检查：食管全程静脉曲张重度，4 条血管，直径最大 0.8 cm，红色征弥漫阳性，未见破口及活动性出血；贲门 – 胃底静脉曲张重度，2 条血管，迂曲状，直径约 0.8 cm，胃体、胃窦、胃角黏膜片状充血水肿，胃腔内大量咖啡色物及血块，量约 500 mL，给以胃镜下治疗，并建议内科保守治疗后行经颈静脉肝内门体静脉分流术（Transjugular intrahepatic portosystemic shunt，TIPS）治疗，给予扩容、补液、输红细胞悬液、输血浆、降低门静脉压等治疗后好转；入院后行腹腔穿刺，腹腔感染诊断明确，积极给予抗感染，并给予保肝、补充白蛋白、输血浆、利尿、调节免疫、对症支持等治疗，腹腔感染得到控制，肝功能恢复较好；后出现肝肾综合征，给予特利加压素、白蛋白治疗后改善；但患者出现了顽固性腹水，经反复大量放腹水、补充白蛋白、利尿等治疗效果差，于 2013 年 9 月接受了 TIPS 治疗，TIPS 术后未再出现消化道出血，腹水消退满意，肾功能改善。2015 年 4 月再次行巩固性 TACE，

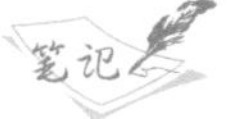

术中发现肿瘤存在动脉 – 门静脉瘘，栓塞后患者出现腹痛、腹胀症状，为预防消化道出血、胰腺炎等，给予奥曲肽 0.1 mg 皮下注射，患者再次出现腹脐部左侧阵发性疼痛，立即给予拍立位腹平片，考虑肠梗阻不除外，给予灌肠、禁食禁水、补液等保守治疗后好转出院。

病例分析

患者为中年男性，有慢性乙肝病史，且有长期大量饮酒史，后发现肝硬化、肝癌，经 TACE、RFA、MWA 等治疗后效果满意。因脾大、重度脾功能亢进，行部分性脾栓塞，脾栓塞后出现高热、门静脉系统血栓形成，门静脉系统血栓继发门静脉高压、消化道出血，行扩容、补液、输红细胞悬液、输血浆、降低门静脉压等治疗后好转，后出现肝肾综合征，给予特利加压素、白蛋白治疗后改善；但患者有顽固性腹水，经反复大量放腹水、补充白蛋白、利尿等治疗效果不佳，遂行 TIPS 治疗，术后出血停止、腹水消退明显、肾功能改善。腹腔感染经过积极抗感染治疗得到了控制，患者一般情况恢复较好。

李常青教授病例点评

TIPS 是一种经颈静脉肝内门体支架分流的微创治疗技术，因其具有能显著降低门静脉压的特点，已经在治疗肝硬化门静脉高压消化道出血、顽固性腹水等方面得到了较广泛的临床应用。临床上肝癌患者大多合并不同程度的肝硬化，因此，在肝癌治疗的过程中，容易出现消化道出血、顽固性胸腹水等并发症，当内科、内镜止血治疗无效时，应考虑实施 TIPS 治疗。文献报道，TIPS 治疗肝硬化门

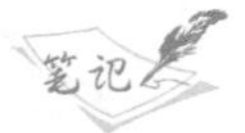

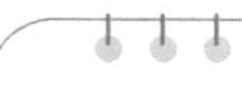

静脉高压食管静脉曲张破裂出血的有效率为 94% ～ 96%，治疗肝硬化门静脉高压顽固性腹水有效率为 75% ～ 85%。

本例患者在肝硬化基础上发生了原发性肝癌，经过 TACE、MWA 等治疗后效果满意。由于肝硬化基础病因的存在，多次行 TACE 有可能诱发肝硬化进展、门静脉压升高、食管 – 胃底静脉曲张加剧，容易出现消化道出血，门静脉高压可导致肠系膜上静脉的静水压升高，容易产生顽固性腹水，与低白蛋白血症引起的腹水不同，反复排放腹水、补充白蛋白、利尿等措施对门静脉高压引起的顽固性腹水难以取得满意的疗效。TIPS 可迅速降低门静脉压，随着门静脉压的降低，门静脉系统的静水压也随之下降，腹水可以被重吸收，随着腹水的重吸收，血容量得到了扩充，肾脏血流灌注增加，肾功能也随之得到改善。因此，肝肾综合征也被纳入了 TIPS 治疗的适应证。

本例患者脾部分栓塞后出现门静脉系统血栓形成，这可能与栓塞范围过大、血小板快速上升、血液黏稠度升高等因素有关。脾栓塞属于不可逆的治疗技术，因此除了严格掌握适应证以外，术中要严密监控栓塞范围，慎防栓塞过度。

【参考文献】

1. MIURA H，YAMAGAMI T，TERAYAMA K，et al. Pneumothorax induced by radiofrequency ablation for hepatocellular carcinoma beneath the diaphragm under realtime computed tomographyfluoroscopic guidance. Acta Radiol，2010，51：613-618.

2. WANG Y，ZHANG L，LI Y，et al. Computed tomographyguided percutaneous microwave ablation with artificial ascites for problematic hepatocellular tumors. Int J Hyperthermia，2020，37：256-262.

（郭江　整理）

病例 21 微波消融术治疗甲状腺结节术后合并化脓性感染一例

病历摘要

【基本信息】

患者，男，41 岁，主因“检查发现甲状腺结节 2 余年”入院。

现病史：患者于 2017 年 5 月 B 超检查时发现甲状腺结节，超声提示右叶见数个低回声，较大者约为 1.7 cm × 1.1 cm，边界不清，回声不均，较大者可见强回声光斑；左叶下极见低回声，约为 1.8 cm × 1.2 cm，边界不清，回声不均匀，可见强回声斑。未进行治疗，定期复查。2019 年 9 月甲状腺超声提示甲状腺右叶内可见多个囊实性混合结节，较大者约为 1.4 cm × 1.4 cm × 1.6 cm，左叶可见 2 个囊实性混合性结节，较大者为 1.2 cm × 1.5 cm × 1.8 cm。双侧颈部Ⅱ区较大淋巴结。我院门诊以“甲状腺结节”收其住院。

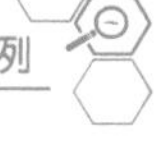

既往史：否认高血压、冠心病、糖尿病病史，否认其他传染病病史，否认食物、药物过敏史，否认手术、外伤史。

个人史：无地方病疫区居住史，无传染病疫区生活史，无冶游史，无吸烟史，偶有少量饮酒史。

【体格检查】

体温 36.6 ℃，脉搏 76 次 / 分，呼吸 20 次 / 分，血压 120/70 mmHg。皮肤巩膜无黄染，颈软，甲状腺居中，触诊可触及结节样改变，随吞咽上下活动，右侧大者直径约 1.5 cm，左侧大者直径约 2 cm，边界清，质韧，无压痛。心肺检查无异常，肝、脾肋下未及，移动性浊音阴性，双下肢无水肿。

【辅助检查】

肝肾功能处于正常范围；血常规处于正常范围；凝血功能处于正常范围；甲状腺功能处于正常范围；心电图未见明显异常。

甲状腺超声：甲状腺内可见多个中高回声结节，左叶近峡部最大约为 2.3 cm × 1.3 cm，右侧最大为 1.3 cm × 1.4 cm，边界清，形态规则，周边及内部可见少量血流信号。考虑 TI-RADS 3 类（图 21-1）。

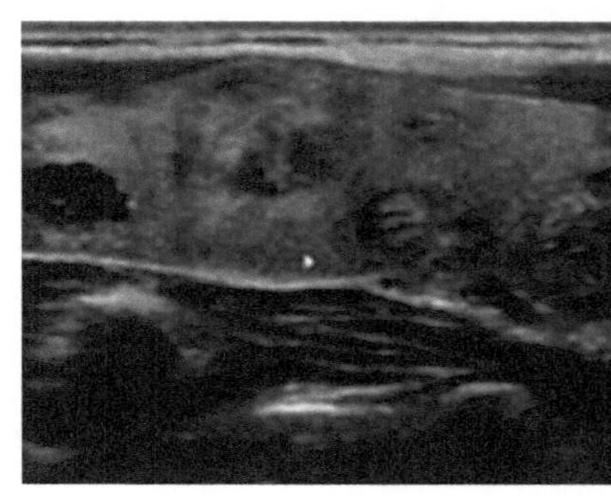
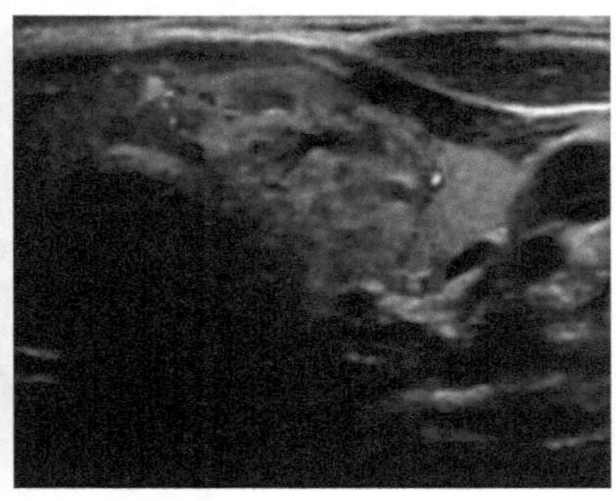

图 21-1　甲状腺 B 超（2019 年 9 月 24 日）

【诊断】

诊断：甲状腺左叶、右叶结节。

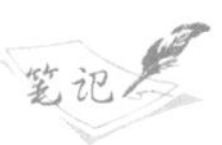

诊断依据：中年为男性，结合病史及超声检查，报告为甲状腺左叶、右叶结节，确定结节性质需要结合穿刺病理。

【治疗经过】

患者甲状腺结节诊断明确，入院后完善相关检查，无明显消融禁忌，于 2019 年 9 月行超声引导下甲状腺左叶结节穿刺活检 + 左右叶消融治疗，过程顺利，术后恢复良好，术后超声造影显示消融效果满意（图 21-2）；穿刺病理结果回报：少许甲状腺组织，局灶呈结节状增生，未见明确肿瘤（图 21-3）。

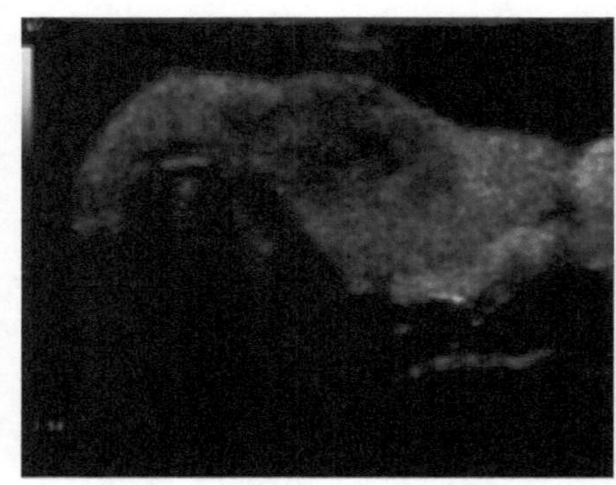
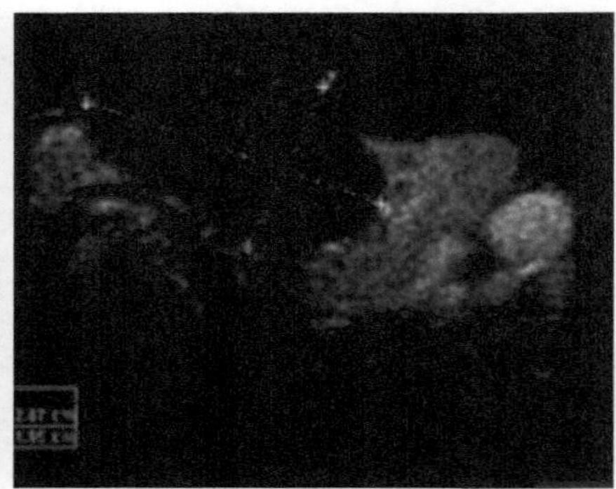

图 21-2 术前及术后超声造影（2019 年 9 月 25 日）

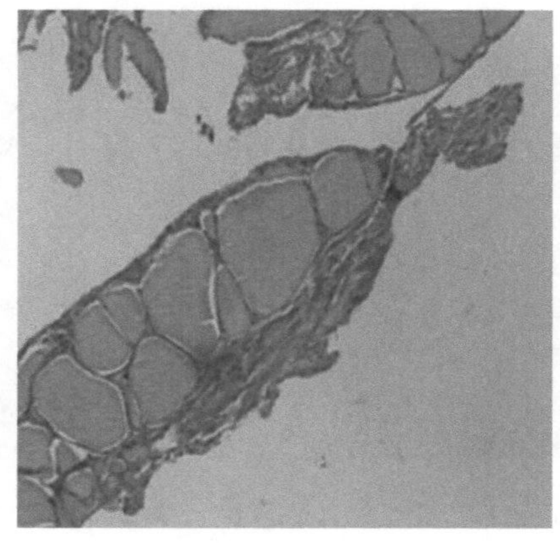

图 21-3 术后病理（2019 年 9 月 25 日）

术后 1 周颈部消融穿刺点位置出现肿块，局部红肿热痛，可见

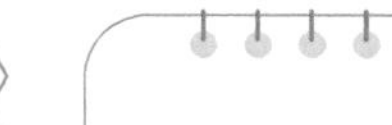

脓性分泌物，并逐渐破溃。行 B 超检查提示颈部皮下囊实性包块，考虑为化脓性炎性包块。于当地应用奥硝唑 + 头孢咪唑抗感染治疗 10 天，可见坏死物经破口逐渐排出，肿块逐渐消失，破口逐渐愈合。过程如图 21-4 所示。

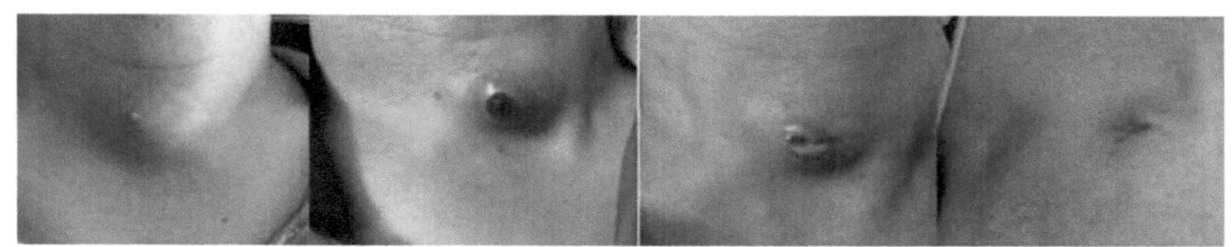

图 21-4　穿刺点感染及愈合过程

【随访】

患者规律随访至今，未见复发。

病例分析

本病例患者为中年男性，居住在亚热带，甲状腺微波消融治疗后出现穿刺部位感染，可能的感染原因包括当地气候炎热致皮肤出汗，加上甲状腺峡部病灶位置表浅，消融后坏死组织尚未完全机化吸收，容易出现局部细菌感染。但因发现及时，积极给予抗感染治疗，同时穿刺点破溃形成了引流道将感染组织排出，10 天脓肿痊愈。

李常青教授病例点评

甲状腺肿瘤是最常见的内分泌系统的恶性肿瘤，近年来发病率呈上升趋势，女性多于男性。其主要治疗手段包括外科切除、同位素治疗、外照射治疗等，其中外科切除为首选治疗手段。由于甲状

腺位置特殊，外科切除后颈部皮肤留有瘢痕，有些患者，尤其年轻女性患者心存顾虑。近年来，消融技术已在甲状腺肿瘤治疗中得到了越来越广泛的应用，并已取得了与外科手术相当的疗效，而且消融治疗创伤小、恢复快、局部皮肤不留瘢痕、局部感染极少。本病例患者甲状腺结节微波消融过程顺利，但术后出现了局部感染，这提示我们虽然甲状腺微波消融属于微创治疗手段，但是在特殊情况下也可引起局部感染，这可能与医源性因素或患者自身因素有关。术中严格无菌操作，术后嘱咐患者要 48 小时内保持颈部穿刺点清洁干燥等，可降低术后局部感染的发生率。本例患者术后出现了局部红、肿、热、痛等症状，结合颈部穿刺点超声检查发现皮下囊实性包块，确诊为化脓性炎性包块，并及时给予有效的抗感染治疗措施，这是使化脓性感染灶迅速愈合的关键。

【参考文献】

1. ORLOFF L A，NOEL J E，STACK B C，Jr，et al. Radiofrequency ablation and related ultrasound-guided ablation technologies for treatment of benign and malignant thyroid disease：an international multidisciplinary consensus statement of the American Head and Neck Society Endocrine Surgery Section with the Asia Pacific Society of Thyroid Surgery，Associazione Medici Endocrinologi，British Association of Endocrine and Thyroid Surgeons，European Thyroid Association，Italian Society of Endocrine Surgery Units，Korean Society of Thyroid Radiology，Latin American Thyroid Society，and Thyroid Nodules Therapies Association. Head Neck，2022，44（3）：633-660.
2. GUO D M，CHEN Z，ZHAI Y X，et al. Comparison of radiofrequency ablation and microwave ablation for benign thyroid nodules：a systematic review and meta-analysis. Clin Endocrinol（Oxf），2021，95（1）：187-196.
3. XU D，GE M，YANG A，et al. Expert consensus workshop report：guidelines for

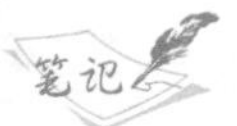

thermal ablation of thyroid tumors（2019 edition）. J Cancer Res Ther，2020，16（5）：960-966.

4. CHO S J，BAEK J H，CHUNG S R，et al. Long-term results of thermal ablation of benign thyroid nodules：a systematic review and meta-analysis. Endocrinol Metab（Seoul），2020，35（2）：339-350.

5. NIXON I J，ANGELOS P，SHAHA A R，et al. Image-guided chemical and thermal ablations for thyroid disease：review of efficacy and complications. Head Neck，2018，40（9）：2103-2115.

（赵文鹏　整理）

病例 22 肝癌合并门静脉癌栓消融治疗后完全缓解一例

病历摘要

【基本信息】

患者，女，64 岁，因“诊断肝癌 6 余年，乏力伴腹胀 1 月余”入院。

现病史：患者 2012 年 3 月行腹部 MRI 发现肝右叶结节，2012 年 6 月复查腹部 CT 见肝右叶病灶与前片比较略增大，在我院诊断为“原发性肝癌”，于 2012 年 6 月行 TACE 治疗，2012 年 6 月行 CT 引导下微波消融治疗，过程顺利，术后恢复良好。2014 年 6 月于我院复查腹部 CT 提示肝癌介入术及微波消融术后，疗效评价为完全缓解。2019 年 1 月出现乏力，伴纳差、腹胀、腹泻等症状，伴肝区隐痛，无眼黄、尿黄、发热；2019 年 1 月外院腹部 MRI 提示肝癌介入

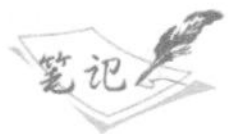

术后，肝右叶占位，有肝动脉血供、门静脉癌栓形成，考虑为肿瘤进展。遂就诊于我院肿瘤内科，对症治疗后上述症状稍缓解，并服用仑伐替尼靶向治疗，其间出现腹部不适及血压升高，血压最高为202/105 mmHg，故停用。2019 年 2 月我院腹部增强 MRI 提示肝脏占位介入术后，门静脉主干及分支广泛栓塞，肝右后叶动脉血供明显，评价为疾病进展。

既往史：平素健康状况一般，14 年前发现 HCV 抗体阳性，曾行干扰素联合利巴韦林抗病毒治疗；糖尿病病史 9 余年，未接受治疗；高血压 9 余年。否认食物、药物过敏史，曾行阑尾手术，1997 年行子宫肌瘤手术。

【体格检查】

体温 36.6 ℃，脉搏 85 次 / 分，呼吸 20 次 / 分，血压 150/95 mmHg，神志清楚，精神正常。皮肤巩膜无黄染，颈部及腋下未触及肿大淋巴结。双肺呼吸音清，未闻及干湿啰音及胸膜摩擦音。心律齐，与脉搏一致，各瓣膜听诊区未闻及病理性杂音，未及异常周围血管征。腹部膨隆，未及液波震颤，振水音阴性，脾肋下未触及，全腹无压痛及反跳痛，移动性浊音阳性，双下肢轻度水肿。

【辅助检查】

HCV RNA 阳性；凝血酶原时间及活动度正常；肝功能处于正常范围；血常规处于正常范围；AFP 92 ng/mL；心电图未见明显异常。

腹部增强 MRI：①肝脏占位介入术后，门静脉主干及分支广泛栓塞，肝右后叶动脉血供明显增加。②肝硬化，脾大，食管 – 胃底静脉曲张，腹水，肝门区海绵样变。③脾脏动脉期强化灶，一过性强化结节（？），建议复查（图 22-1）。

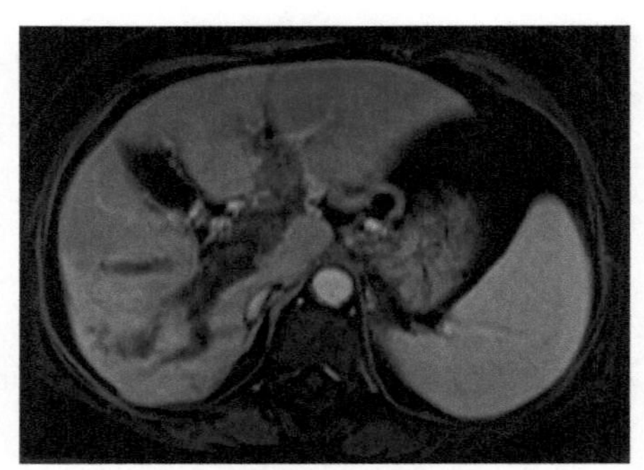

图 22-1　腹部增强 MRI（2019 年 2 月 12 日）

【诊断】

诊断：原发性肝癌，门静脉癌栓，丙肝肝硬化，食管－胃底静脉曲张，腹水，脾大；2 型糖尿病，高血压病 2 级（高危），子宫术后。

诊断依据：①原发性肝癌，门静脉癌栓，丙肝肝硬化，食管－胃底静脉曲张，腹水，脾大：患者 14 年前发现 HCV 抗体阳性，曾行干扰素联合利巴韦林抗病毒治疗，为肝癌高危因素，6 年前行腹部增强 MRI 提示肝右叶占位，门静脉主干及分支广泛栓塞，肝右后叶动脉血供明显增加；肝硬化，脾大，食管－胃底静脉曲张，腹水，肝门区海绵样变。诊断成立。②2 型糖尿病，高血压病 2 级（高危），子宫术后：根据患者既往史可得出诊断。

【治疗经过】

2019 年 2 月接受了 CT 引导下门静脉左支微波消融治疗。4 月检查 AFP 明显下降，MRI 提示门静脉左支癌栓萎缩；又在 CT 引导下对门静脉右支癌栓进行了穿刺活检＋微波消融治疗，术后病理提示肝组织内可见高分化肝细胞肝癌（图 22-2）。5 月复查腹部 MRI 提示门静脉左、右支癌栓萎缩，可见部分门静脉血流通过。10 月复查腹部 MRI 提示门静脉左、右支癌栓萎缩，门静脉血流再通明显。此后

肝内出现多发新病灶，AFP 升高。间断应用 TACE 及卡瑞利珠单抗免疫治疗，AFP 下降，肿瘤疗效评价为完全缓解，后随访。CT 引导下门静脉左、右支癌栓消融见图 22-3。

送检标本:1:门脉右支癌栓();　**病理号**:B0058424　**临床诊断**:1:肝恶性肿瘤;2:反流性食管炎;

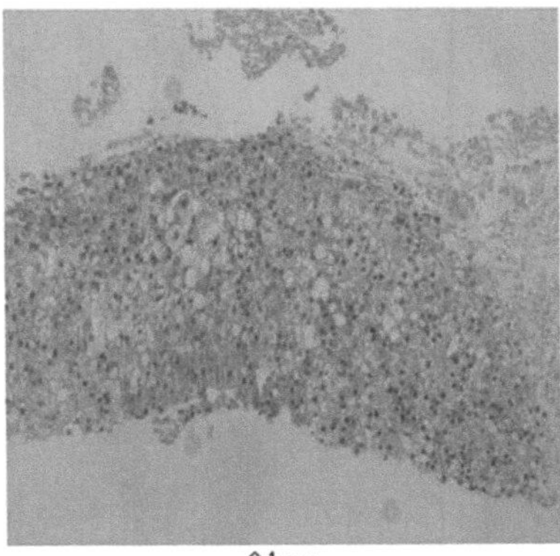

0.bmp

诊断意见:
(门脉右支癌栓)肝组织中可见高分化肝细胞癌。免疫组化：GPS-3（+）CK8（+）GS（+）Hep-1（+）Ki67（20%）CK7（-）CK20（-）CK19（-）CD34（血管+）特染：网织染色（+）

图 22-2　术后病理：高分化肝细胞肝癌

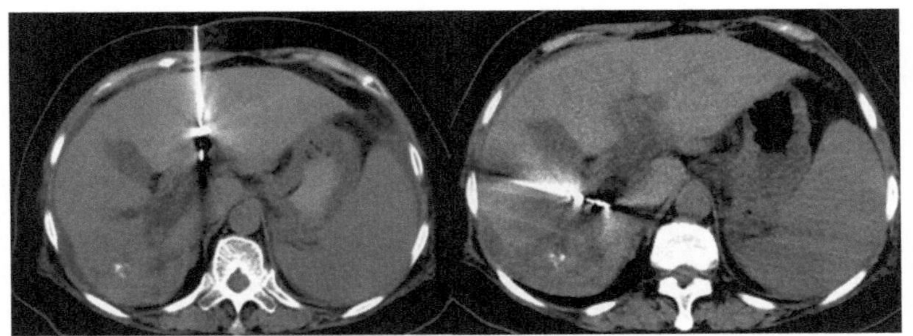

图 22-3　CT 引导下门静脉左、右支癌栓消融

【随访】

患者出院后门诊规律随访至今，未见肿瘤复发。随访变化见图 22-4 及图 22-5。

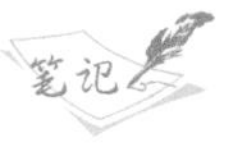

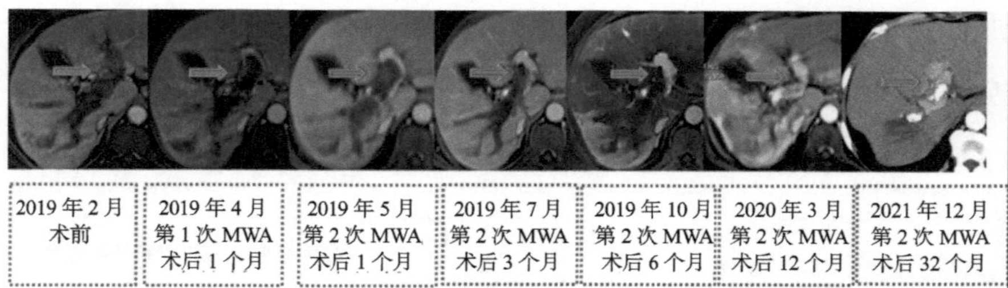

图 22-4 门静脉左支癌栓及右支癌栓萎缩及再通

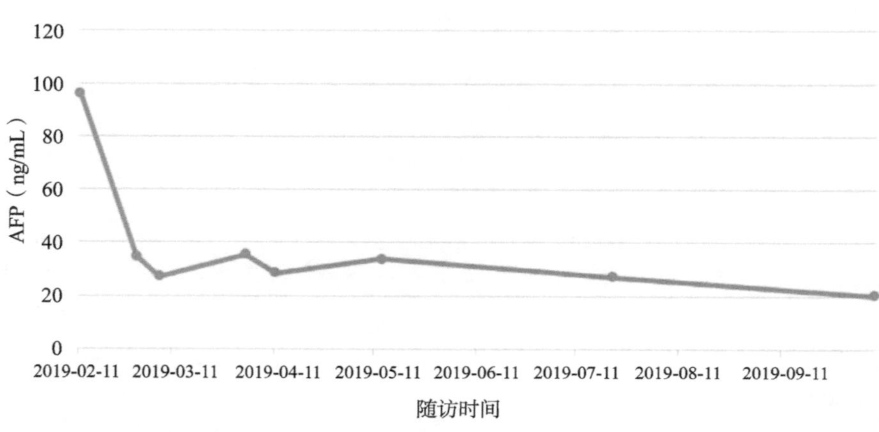

图 22-5 AFP 逐渐下降至正常

病例分析

本病例为老年女性患者，原发性肝癌伴门静脉左、右支癌栓，临床分期为 BCLC C 期，既往治疗以免疫治疗和靶向系统治疗为主，但该患者不能耐受靶向药物治疗，而 TACE 联合局部消融治疗后生存质量明显改善，这为肝癌合并门静脉癌栓的治疗提供了一种新思路，尤其对不能耐受靶向药物治疗的患者更为适合。

李常青教授病例点评

本病例治疗的关键点在于 TACE 联合消融治疗门静脉癌栓，通

过 TACE 可以栓塞肝癌的滋养动脉，使肿瘤细胞缺血缺氧坏死。如何治疗门静脉癌栓一直都是一个医学难题，灌注化疗、局部放疗、粒子植入、分子靶向药物治疗等能取得一定的效果，用射频消融导管经肝门静脉内直接消融治疗，受限因素较多，效果难以评价。于 CT 引导下对癌栓直接进行精准微波消融治疗，不但可以使癌栓凝固性坏死、萎缩，而且可以重新开通门静脉，对恢复肝脏的门静脉血液供应、维持肝脏功能稳定、缓解门静脉高压、降低食管－胃底静脉曲张破裂出血的风险等都具有积极意义。因此，TACE 联合局部精准消融治疗对不能耐受靶向药物治疗的肝癌合并门静脉癌栓患者提供了一种新的治疗方法。

【参考文献】

1. IZZO F，GRANATA V，GRASSI R，et al. Radiofrequency ablation and microwave ablation in liver tumors：an update. Oncologist，2019，24（10）：e990-e1005.
2. ZHANG R，SHEN L，ZHAO L，et al. Combined transarterial chemoembolization and microwave ablation versus transarterial chemoembolization in BCLC Stage B hepatocellular carcinoma. Diagn Interv Radiol，2018，24（4）：219-224.
3. KUDO M，UESHIMA K，IKEDA M，et al. Randomised，multicentre prospective trial of transarterial chemoembolisation（TACE）plus sorafenib as compared with TACE alone in patients with hepatocellular carcinoma：TACTICS trial. Gut，2020，69（8）：1492-1501.
4. LONG J，ZHENG J S，SUN B，et al. Microwave ablation of hepatocellular carcinoma with portal vein tumor thrombosis after transarterial chemoembolization：a prospective study. Hepatol Int，2016，10（1）：175-184.

（赵文鹏　整理）

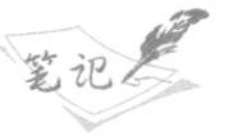

病例 23 初始不可切除的原发性肝癌经 DEB-TACE 成功降期再行手术切除后完全缓解一例

病历摘要

【基本信息】

患者，男，63岁，主因“发现乙肝肝硬化12余年，肝占位3天”入院。

现病史：患者12年前因乏力、尿黄就诊于当地医院，诊断为乙肝肝硬化，后间断于当地医院行保肝治疗。8年前就诊于我院，给予恩替卡韦抗病毒及保肝等治疗。1个月前突发肝区疼痛，行腹部增强MRI：①肝脏S8及S3边缘异常强化结节，考虑肝癌可能性大；②肝硬化、再生结节生成，脾大、食管下段－胃底静脉曲张、胃底－左深静脉分流，少量腹水。腹部超声：肝内实性占位，肝癌可能性大，肝硬化，脾大。化验检查：肝功能 Child-Pugh B 级（评分为

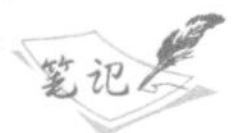

8 分），HBV DNA（–），AFP 3.53 ng/mL，PLT 69×10^9/L。患者近 1 个月反复肝区疼痛，伴腹胀、尿黄等症状，为求进一步治疗入院。患者自发病以来，精神、睡眠可，饮食量正常，间断鼻衄，大便正常，小便改变如上所述，体重未见明显下降。

既往史：否认高血压、冠心病、糖尿病病史，否认药物、食物过敏史，否认输血史，否认手术史。

个人史：否认烟酒等不良嗜好，否认毒品及药物成瘾史。

【体格检查】

ECOG 评分 1 分，体温 36.6 ℃，脉搏 80 次 / 分，呼吸 19 次 / 分，血压 140/80 mmHg。浅表淋巴结无肿大，双肺呼吸音清，未闻及干湿啰音。心律齐，各瓣膜未闻及病理性杂音。腹部平坦，软，无压痛，脾略大，肝区无明显异常，移动性浊音阴性，双下肢无水肿。

【辅助检查】

入院后化验：肝功能 Child-Pugh B 级（评分为 8 分），AFP 2.97 ng/mL。辅助性 T 细胞亚群：$CD3^+$T 细胞 550 个 /μL，$CD4^+$T 细胞 295 个 /μL，$CD8^+$T 细胞 245 个 /μL。乙肝病毒定量＜ 100 IU/mL。

【诊断】

诊断：肝恶性肿瘤；乙肝肝硬化；脾大，脾功能亢进，食管 – 胃底静脉曲张，腹水。

诊断依据：①肝恶性肿瘤：患者为老年男性，乙肝肝硬化病史多年，为肝癌高危因素，1 个月前突发肝区疼痛，行腹部增强 MRI 提示肝 S8 及 S3 边缘异常强化结节，考虑为原发性肝癌。②乙肝肝硬化：患者 12 余年前急性发病，发现乙肝并肝硬化，长期口服恩替卡韦抗病毒治疗，MRI 提示肝硬化、再生结节生成。③脾大，脾功能亢进，食管 – 胃底静脉曲张，腹水：患者腹部 MRI 及超声提示脾

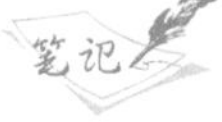

大，食管下段 - 胃底静脉曲张，少量腹水；化验检查示血小板明显减少，故上述诊断明确。

【治疗经过】

入院后经我院 MDT 讨论考虑，患者目前不具备外科切除指征，拟行 DEB-TACE 治疗，待降期后再评估是否可行外科切除。经过知情同意，患者接受了介入治疗——DEB-TACE 治疗。术后复查腹部增强 CT 提示肿瘤无活性，但肝左外叶占位动脉期有强化，后普外科进一步评估，认为患者具备外科手术指征，遂行肝癌部分切除、脾切除及贲门周围血管离断术，过程顺利。术后复查腹部增强 MRI 提示肝左外叶占位切除术后，S8 段低密度结节灶，增强扫描未见强化（图 23-1 ～图 23-3）。

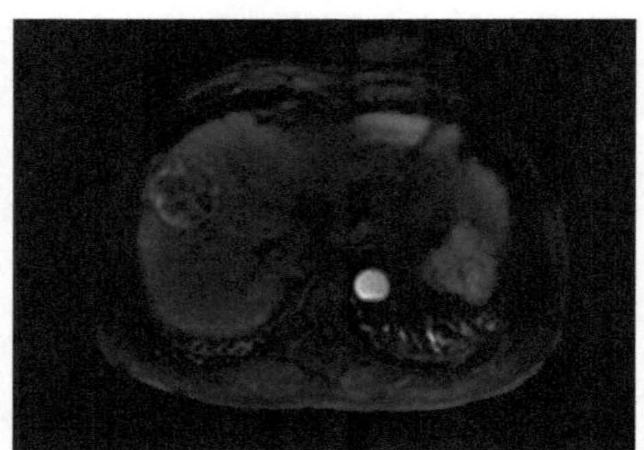

图 23-1 腹部增强 MRI

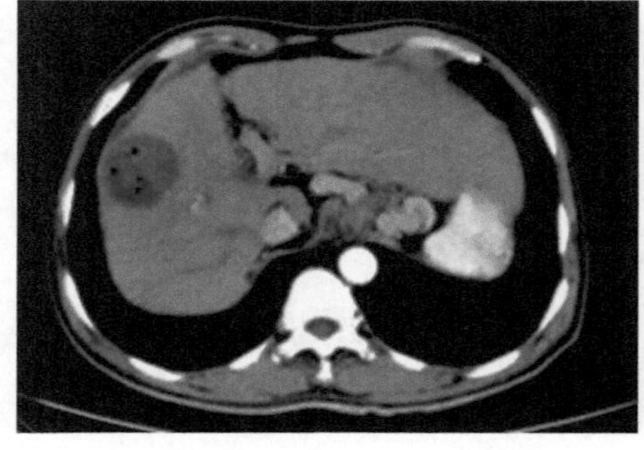

图 23-2 DEB-TACE 术后

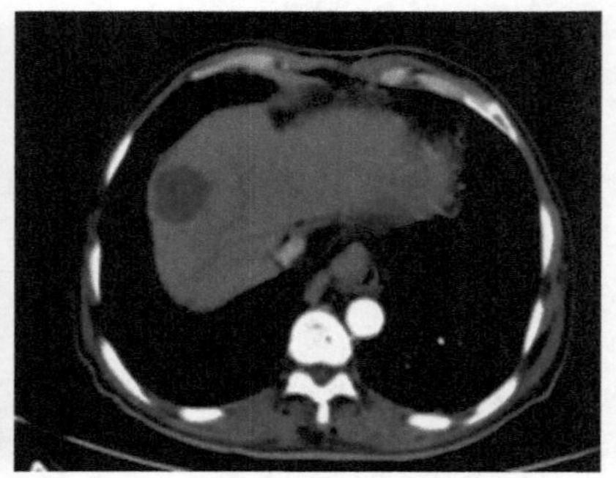

图 23-3 肝癌部分切除术后

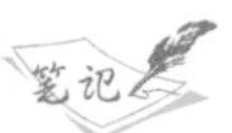

【随访】

患者出院后定期复查，至今未见复发（图 23-4 ～图 23-6），根据实体肿瘤临床疗效评价标准，评价为完全缓解。

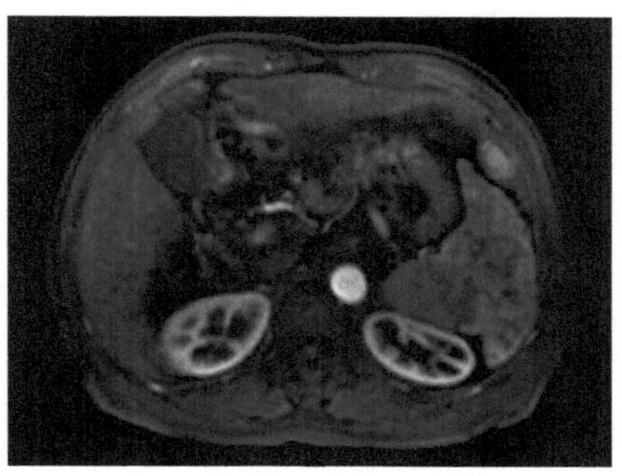

图 23-4　术后随访（2021 年 8 月 12 日）

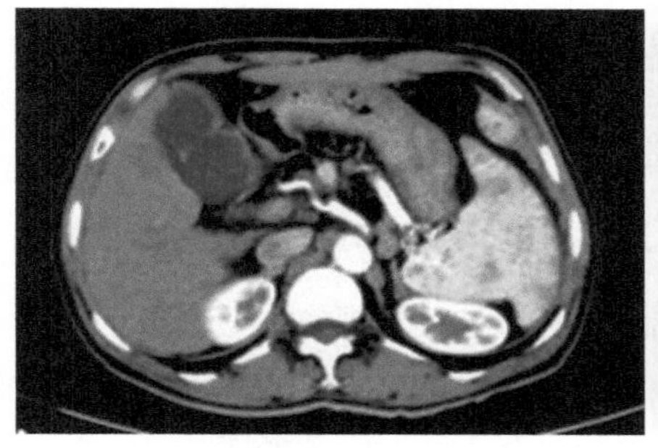

图 23-5　术后随访（2022 年 1 月 10 日）

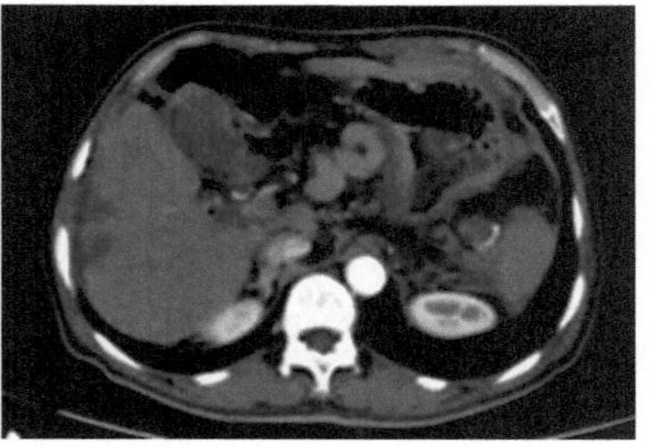

图 23-6　术后随访（2022 年 4 月 13 日）

病例分析

在该病例中，初始不可切除的肝癌经过 DEB-TACE 治疗后，成功降期，最后达到手术切除根治的目的。多项研究表明，降期成功后的根治性治疗患者的总生存期和无瘤生存率与最初符合手术标准的患者相似。TACE 被认为是最常见的降期治疗方法之一，之前的一些研究已经证明了传统的 TACE 作为肝细胞肝癌降期治疗手段的有

效性。DEB-TACE 在增加局部药物浓度和降低全身毒性发生率方面优于传统的 TACE，能够进一步提高晚期肝细胞肝癌患者的治疗反应和生存状况。因此 DEB-TACE 可以作为一种有效的降期手段应用于初始不可切除的肝癌患者。

李常青教授病例点评

原发性肝癌是我国常见的恶性肿瘤之一，目前最有效的可能根治手段仍然是外科切除。但大部分肝癌确诊时已属于中晚期，失去了手术切除的机会。TACE 是全球公认的不可切除肝癌的主要治疗方法，经过 TACE 治疗后，不但可以改善患者的临床症状，延长其生存期，而且可以使部分患者的肝癌获得临床降期，重新获得根治性外科切除的机会。传统的 TACE 将抗肿瘤药物与碘化油混合成乳剂，经过肝动脉注入肝癌部位，借助于肿瘤的虹吸效应将碘药乳剂聚集在肿瘤内部，通过药物对肿瘤细胞的杀伤，使肿瘤血管床被栓塞后组织缺血缺氧坏死，从而达到治疗肝癌的目的。而药物的首过效应、栓塞不彻底、栓塞剂的流失等因素，使传统的 TACE 疗效受到了限制。载药微球，尤其是微米级载药微球的临床应用，使 TACE 的疗效得以提升。将高效抗肿瘤药物溶解或吸附在高分子聚合物制作的微球上，通过 TACE 方法栓塞肿瘤血管床，使药物在肿瘤内得以缓慢释放，保持稳定的血药浓度，并绕过了首过效应，可发挥长效的抗肿瘤作用；微米级的微球可对微米级的肿瘤滋养血管进行较完全的栓塞，而且性质稳定、栓塞作用持久，使疗效得到了进一步提高。随着肿瘤坏死缩小，肿瘤临床分期会得到降期，该方法可使更多不可切除的肝癌患者获得根治性切除的机会。

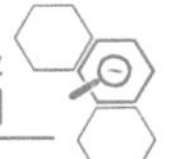

微球最终在肿瘤内被降解，生成二氧化碳和水，这可能是 DEB-TACE 治疗后病灶内出现气泡的原因之一。

【参考文献】

1. BRYCE K，TSOCHATZIS EA. Downstaging for hepatocellular cancer：harm or benefit?Transl Gastroenterol Hepatol，2017，2：106.
2. MELCHIORRE F，PATELLA F，PESCATORI L，et al. DEB-TACE：a standard review. Future Oncol，2018，14（28）：2969-2984.
3. WU B，ZHOU J，LING G，et al. CalliSpheres drug-eluting beads versus lipiodol transarterial chemoembolization in the treatment of hepatocellular carcinoma：a short-term efficacy and safety study. World J Surg Oncol，2018，16：69.
4. FRENETTE C T，OSORIO R C，STARK J，et. al. Conventional TACE and drug-eluting bead TACE as locoregional therapy before orthotopic liver transplantation：comparison of explant pathologic. Transplantation，2014，98（7）：781-787.

（蔡亮　成龙　整理）

病例 24 肝癌肺寡转移经肝肺联合消融后达到无瘤状态一例

病历摘要

【基本信息】

患者，男，45 岁，主因“肝癌切除术后 1 年 6 月余，发现肝、肺转移 2 个月”入院。

现病史：患者乙肝病史 40 余年，未规律治疗，2014 年 10 月因腹部不适就诊于当地医院，行腹部 B 超及增强 CT 提示肝右叶占位，大小约为 13 cm × 10 cm，呈“快进快出”表现，符合原发性肝癌，就诊于某医院，行肝癌切除术，术后病理提示肝细胞肝癌，同时服用恩替卡韦抗病毒治疗，后规律复查。2016 年 4 月 9 日复查腹部增强 MRI、胸部 CT 提示肝左叶占位，大小约为 2.6 cm × 2.2 cm，考虑复发；左肺约 1.8 cm 占位，考虑肺转移，为求进一步治疗就诊于我

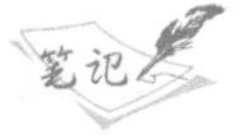

院，门诊以“原发性肝癌”收入院。自入院以来，患者精神、饮食可，二便如常。

既往史：否认高血压、冠心病、糖尿病病史，否认药物、食物过敏史，否认输血史，否认手术史。

个人史：否认烟酒等不良嗜好，否认毒品及药物成瘾史。

【体格检查】

ECOG 评分 0 分，体温 36.7 ℃，脉搏 82 次 / 分，呼吸 19 次 / 分，血压 135/82 mmHg。浅表淋巴结无肿大。双肺呼吸音清，未闻及干湿啰音。心律齐，各瓣膜未闻及病理性杂音。腹部平坦，软，无压痛，移动性浊音阴性，双下肢无水肿。

【辅助检查】

入院后化验：血常规、肝肾功能、凝血无明显异常。肿瘤系列：AFP 1048 ng/mL，CEA 2.1 ng/mL。肝功能 Child-Pugh A 级。

【诊断】

诊断：肝恶性肿瘤；乙肝肝硬化；肝癌肺转移。

诊断依据：①肝恶性肿瘤：患者为中年男性，乙肝肝硬化病史多年，为肝癌高危因素。2014 年 10 月因腹部不适就诊于某医院，诊断为肝恶性肿瘤，行肝癌切除术，术后病理提示肝细胞肝癌，后规律复查；2016 年 4 月复查腹部增强 MRI、胸部 CT 提示肝左叶占位，大小约为 2.6 cm × 2.2 cm，考虑复发。②乙肝肝硬化：患者乙肝病史 40 余年，长期口服恩替卡韦抗病毒治疗，MRI 提示肝硬化、再生结节生成。③肝癌肺转移：患者肝癌病史明确，行切除治疗后肝癌复发，2016 年 4 月复查腹部增强 MRI、胸部 CT 提示左肺约 1.8 cm 占位，考虑为肺转移，故上述诊断明确。

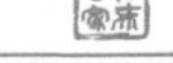

【治疗经过】

入院后我院 MDT 讨论，考虑于 2016 年 5 月先行肝癌微波消融术（图 24-1 ～图 24-3），并于 2016 年 9 月行肺转移癌微波消融术（图 24-4 ～图 24-6）。

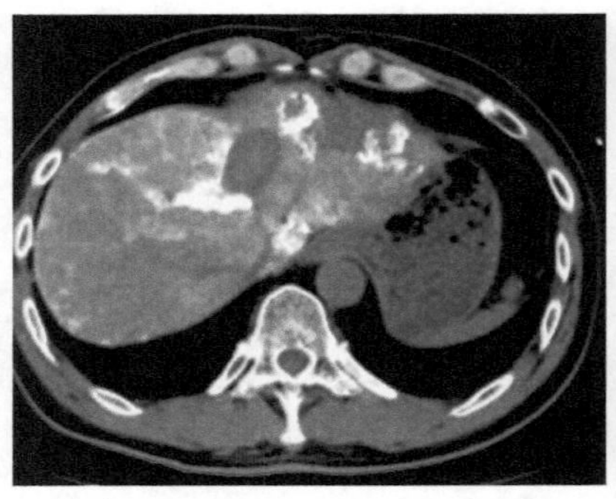
图 24-1 TACE 术后，左叶两处碘油沉积灶

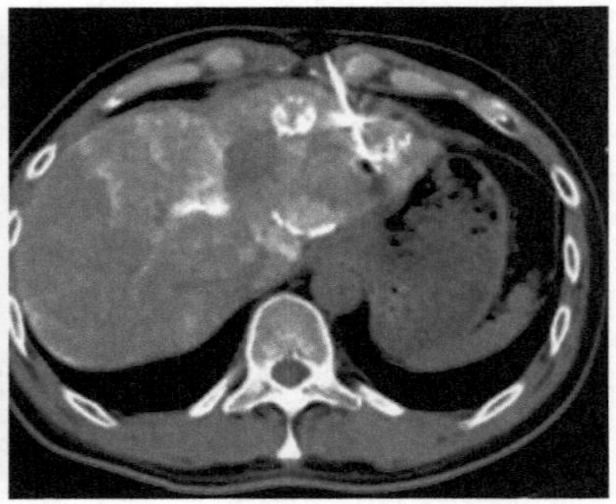
图 24-2 MWA 术中影像

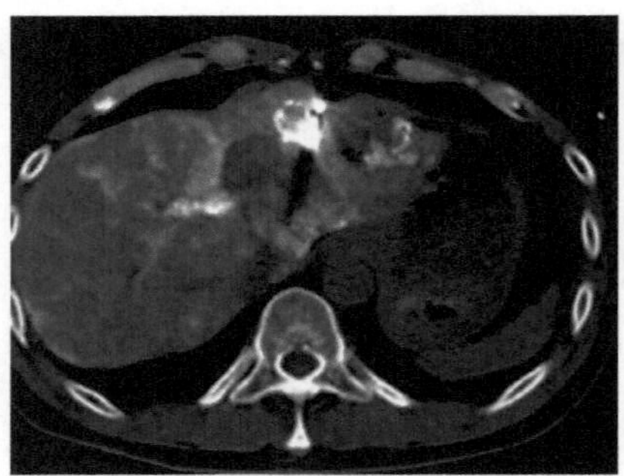
图 24-3 MWA 术后影像

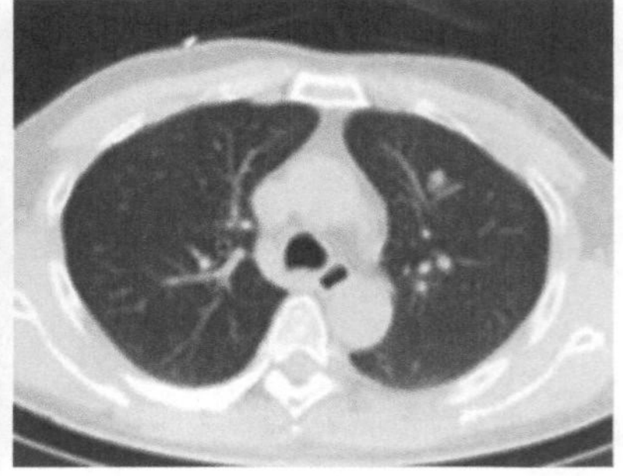
图 24-4 左肺转移灶

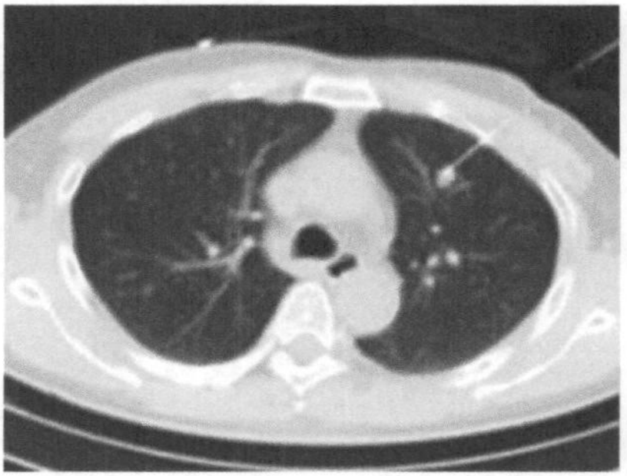
图 24-5 左肺转移癌消融术中

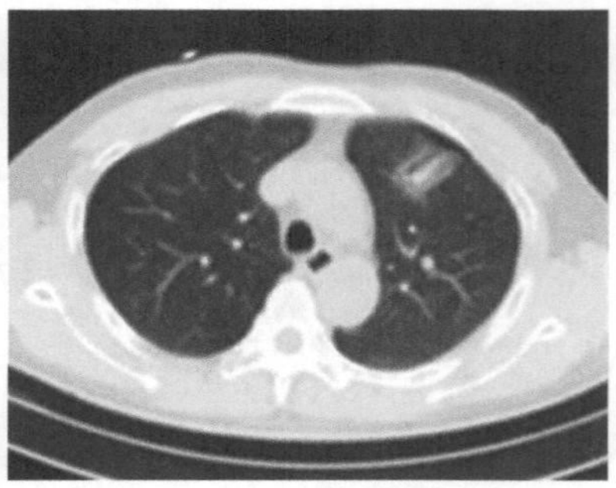
图 24-6 左肺转移癌消融术后

【随访】

患者出院后定期复查，至今未见复发，根据实体肿瘤临床疗效评价标准，评价为完全缓解。

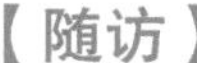

病例分析

自从 2016 年 ESMO 提出结肠癌寡转移的概念以来，寡转移被广泛应用于各个癌种。目前公认的寡转移包括 2 个方面的内容，转移数目≤ 5 个和转移器官≤ 2 个。该病例中患者肝癌根治术后，出现肺转移，肿瘤分期为Ⅲ b 期，左肺转移灶 1 个，符合寡转移概念，经过肺转移灶微波消融术后，达到无瘤状态。从肿瘤的转移迁徙中我们可以看到，肿瘤要经过局部状态、中间状态、广泛转移等 3 个过程。针对寡转移状态的肿瘤应该考虑：可以切除的肿瘤，即使手术很复杂，手术风险较大，也要积极切除治疗；不可切除的肿瘤，要积极考虑切除联合消融，或体部立体定向放射治疗的方法。目前临床上认为，对于不能确定是寡转移状态的患者，若有局部治疗机会，也应该积极尝试局部治疗，为以后精准划分寡转移状态提供依据。

李常青教授病例点评

肝肿瘤及其所在肝段的血液经过肝静脉回流至右心房、右心室，自右心室经过肺动脉注入肺循环，因此，肺是肝癌最常见的肝外转移器官之一。肝癌一旦出现肺转移，肺内病灶往往是多个、散在分布，由于肺内病灶的数目、分布的部位与治疗方法的选择有关，有人提出了寡转移的概念。自 2016 年 ESMO 会议提出了结肠癌寡转移

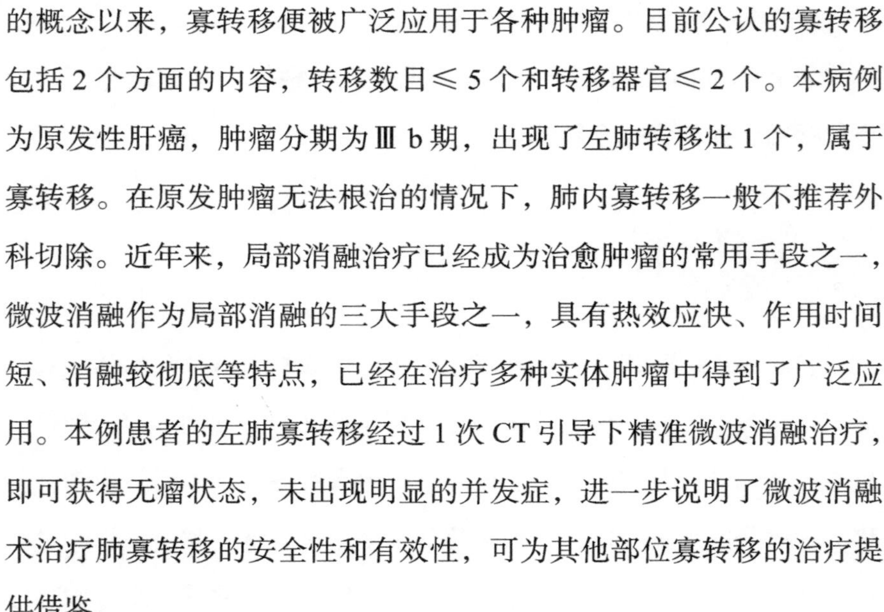

的概念以来，寡转移便被广泛应用于各种肿瘤。目前公认的寡转移包括 2 个方面的内容，转移数目≤ 5 个和转移器官≤ 2 个。本病例为原发性肝癌，肿瘤分期为Ⅲ b 期，出现了左肺转移灶 1 个，属于寡转移。在原发肿瘤无法根治的情况下，肺内寡转移一般不推荐外科切除。近年来，局部消融治疗已经成为治愈肿瘤的常用手段之一，微波消融作为局部消融的三大手段之一，具有热效应快、作用时间短、消融较彻底等特点，已经在治疗多种实体肿瘤中得到了广泛应用。本例患者的左肺寡转移经过 1 次 CT 引导下精准微波消融治疗，即可获得无瘤状态，未出现明显的并发症，进一步说明了微波消融术治疗肺寡转移的安全性和有效性，可为其他部位寡转移的治疗提供借鉴。

【参考文献】

1. GUTIONTOV S I，PITRODA S P，WEICHSELBAUM R R. Oligometastasis：past，present，future. Int J Radiat Oncol Biol Phys，2020，108（3）：530-538.
2. ROUTMAN D M，CHERA B S，GUPTA G P. Circulating tumor DNA biomarkers for early detection of oligometastasis. Cancer J，2020，26（2）：116-123.
3. MAZZOLA R，JERECZEK-FOSSA B A，FRANCESCHINI D，et al. Oligometastasis and local ablation in the era of systemic targeted and immunotherapy. Radiat Oncol，2020，15（1）：92.
4. TURCHAN W T，CHMURA S J. The role of immunotherapy in combination with oligometastasis-directed therapy：a narrative review. Ann Palliat Med，2021，10（5）：6028-6044.

（蔡亮　成龙　整理）

病例 25 乙肝肝硬化、原发性肝癌合并左侧胸膜转移瘤经微波消融术治疗一例

病历摘要

【基本信息】

患者，女，33 岁，因“发现 HBsAg 阳性 20 余年，肝占位 3 年 7 个月”于 2021 年 10 月 11 日在我科住院治疗。

现病史：患者 20 余年前体检发现 HBsAg 阳性，无不适症状，未系统治疗。2018 年 3 月超声检查发现肝内占位，恶性可能性大；腹部增强 MRI 提示肝内占位，符合原发性肝癌特征性表现。肝硬化，食管－胃底静脉曲张。诊断为原发性肝癌，行 TACE 联合肝癌微波消融术。因患者肿瘤间断复发，后行 4 次 TACE，末次治疗时间为 2021 年 3 月 11 日，术后复查肝内病灶评效为完全缓解。2 周前，患者外院 AFP 826.2 ng/mL，现患者为全面治疗于我科住院。近 1 个月来，患者

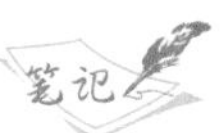

一般情况可，饮食、睡眠正常，大小便无异常，未诉体重明显减轻。

既往史：平素健康状况良好，否认高血压、冠心病、糖尿病病史，否认其他传染病病史，否认食物、药物过敏史，否认手术、外伤史；否认长期大量饮酒史。

家族史：母亲因肝癌死亡，姐姐为乙肝病毒携带者。

【体格检查】

体温 36.8 ℃，脉搏 80 次 / 分，呼吸 18 次 / 分，血压 124/64 mmHg。浅表淋巴结无肿大。双肺呼吸音清，未闻及干湿啰音。心律齐，各瓣膜未闻及病理性杂音。腹部平坦，软，无压痛，移动性浊音阴性，双下肢无水肿。

【辅助检查】

2021 年 10 月 13 日全血细胞分析：WBC 2.41 × 10^9/L，NE 1.41 × 10^9/L，LY 0.73 × 10^9/L，PLT 60.00 × 10^9/L，HGB 126 g/L。乙肝五项：HBsAg ＞ 250 IU/mL，HBsAb 0.23 mIU/mL，HBeAg 0.76 S/CO，HBeAb 0.04 S/CO，HBcAb 18.2 S/CO。乙肝病毒定量 4.59 × 10^3 IU/mL。肝功能：转氨酶正常，TBIL 23.5 μmol/L，DBIL 9.5 μmol/L，TP 64.5 g/L，ALB 39.9 g/L。凝血组合：PT 13.80 s，Fb 189.00 mg/dL，PTR 1.28，INR 1.28，TT 18.6 s。AFP 1020.75 ng/mL。异常凝血酶原：108.52 mAU/mL。电解质 + 肾功能 + 血糖 + 血氨、甲丁戊肝系列无异常，HIV 抗体、HCV 抗体（–）。

腹部增强 MRI：肝内肿瘤介入治疗后，动脉期肝内未见异常强化灶；肝硬化，脾大，食管下段静脉曲张，脾肾分流；胆囊结石。

胸部 CT：左侧腋窝、左锁骨上下区多发肿大淋巴结，炎性可能；左侧胸膜新发结节，考虑转移瘤可能性大；右肺中叶微结节灶，右肺下叶肺大疱。

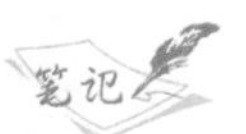

2021 年 10 月 21 日左侧胸膜占位穿刺病理：纤维组织中可见肿

瘤细胞浸润，结合病史及免疫组化，考虑为肝细胞肝癌转移。

【诊断】

诊断：原发性肝癌（CNLC Ⅲ b 期）；左侧胸膜转移瘤；乙肝肝硬化失代偿期，食管下段静脉曲张，胆囊结石。

诊断依据：①原发性肝癌：患者为青年女性，乙肝肝硬化病史多年，为肝癌高危因素，2018 年 3 月超声检查发现肝内占位，恶性可能性大；腹部增强 MRI 提示肝内占位，符合原发性肝癌的特征性表现。AFP 1020.75 ng/mL。②左侧胸膜转移瘤：患者肝癌病史明确，复查胸部 CT 提示左侧腋窝、左锁骨上下区多发肿大淋巴结，炎性可能；左侧胸膜新发结节，考虑转移瘤可能性大；右肺中叶微结节灶；右肺下叶肺大疱。2021 年 10 月 21 日行左侧胸膜占位穿刺病理：纤维组织中可见肿瘤细胞浸润，结合病史及免疫组化，考虑为肝细胞肝癌转移。③乙肝肝硬化失代偿期，食管下段静脉曲张，胆囊结石：患者乙肝病史 20 余年，长期口服恩替卡韦抗病毒治疗；MRI 提示肝硬化，脾大，食管下段静脉曲张，脾肾分流，胆囊结石。

【治疗经过】

患者入院完善检查，提示肝癌胸膜转移诊断明确（图 25-1），具有手术指征，于 2021 年 10 月 21 日给予超声 +CT 引导下胸膜转移瘤穿刺活检术，同期行微波消融术治疗（图 25-2）。

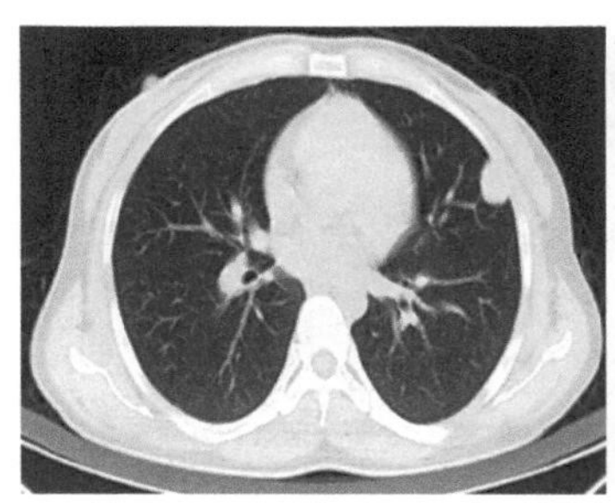
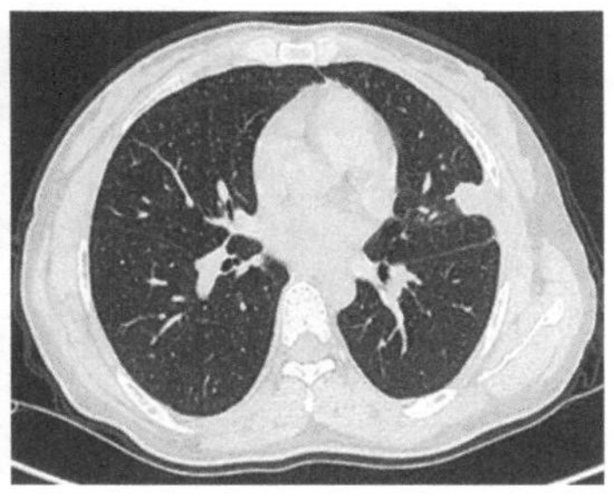

图 25-1　患者术前胸部 CT 提示左侧胸膜可及 1 个占位性病变，考虑为转移瘤

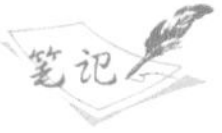

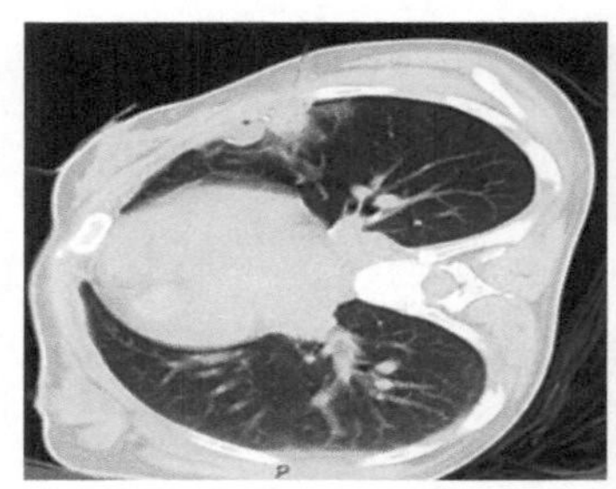
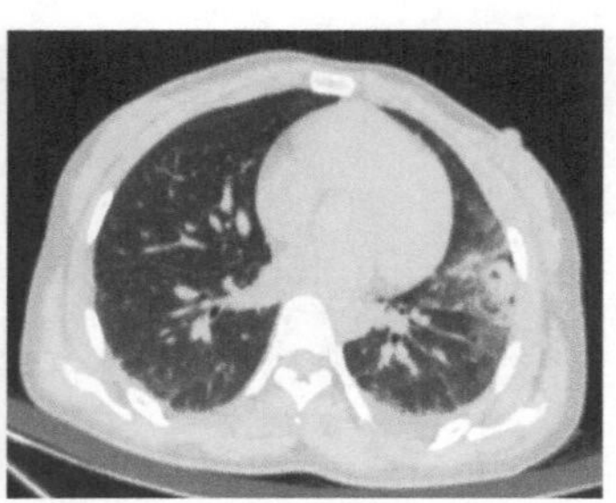

在超声及 CT 双重引导下，对左侧胸膜转移瘤进行微波消融术治疗；
术后 5 小时复查，病灶周边可见少量炎性渗出，未及明显气胸、出血等并发症。

图 25-2 超声 +CT 引导下胸膜转移瘤穿刺活检术

【随访】

患者术后定期随访，肝内肿瘤及胸膜转移瘤发现活性，AFP 及 PIVKA- Ⅱ阴性；生活质量可，于院外进行长期药物治疗中。

病例分析

患者为青年女性，有乙肝及肝癌家族史，原发性肝癌诊断明确，经系统介入微创治疗后肝内病灶达完全缓解状态；本次监测 AFP 数值明显升高，腹部增强 MRI 提示肝内病灶未及活性，胸部 CT 提示左侧胸膜结节状占位，并经病理证实，考虑肝癌胸膜转移明确。于我科行胸膜转移瘤根治性微波消融术。

李常青教授病例点评

转移性胸膜瘤为位于其他部位的肿瘤原发病灶转移到胸膜上，以肺癌、纵隔恶性肿瘤及乳腺癌最为多见，肝癌少见，临床治疗效果较差。转移性胸膜瘤患者生存时间较短，如肺癌胸膜转移的患者中位生存期仅为 10 个月。热消融治疗作为微创治疗的一种手段，有

着损伤小、治疗精准等优点，对于直径＜ 3 cm 的实体瘤，可以达到根治效果。临床上常用超声或 CT 对肿瘤进行定位，部分病灶显示困难是病灶定位不准确的主要原因，也是消融不完全的重要原因。利用实时影像融合虚拟导航系统，将超声、CT/MRI 图像融合，通过多点对位，结合 CT/MRI 图像的高分辨率及超声检查的实时性与简便性，将不同影像学方法的优势进行有机结合，可以提高精准定位的成功率。

本病例是一例原发性肝癌继发左侧胸膜寡转移瘤的患者，在超声及 CT 双重引导下行根治性的微波消融治疗，最大限度地保留正常组织器官结构和功能的完整性，较好地改善患者生活质量，取得了生存获益。这不失为临床治疗手段的一种创新。

【参考文献】

1. TSELIKAS L，GARZELLI L，MERCIER O，et al. Radiofrequency ablation versus surgical resection for the treatment of oligometastatic lung disease. Diagn Interv Imaging，2021，102（1）：19-26.
2. YE X，FAN W J，WANG Z M，et al. Expert consensus for thermal ablation of pulmonary subsolid nodules（2021 Edition）. Zhongguo Fei Ai Za Zhi，2021，24（5）：305-322.
3. VOGL T J，ECKERT R，NAGUIB N N，et al. Thermal ablation of colorectal lung metastases：retrospective comparison among laser-induced thermotherapy，radiofrequency ablation，and microwave ablation. AJR Am J Roentgenol，2016，207（6）：1340-1349.
4. CHEN J，LIN Z Y，WU Z B，et al. Magnetic resonance imaging evaluation after radiofrequency ablation for malignant lung tumors. J Cancer Res Ther，2017，13(4)：669-675.

（李洪璐　整理）

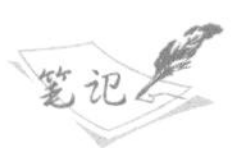

病例 26
乙肝肝硬化、原发性肝癌破裂出血继发盆腔转移瘤治疗一例

病历摘要

【基本信息】

患者，女，59 岁，因“发现 HBsAg 阳性 11 年 4 个月，肝占位近 13 个月”入院。

现病史：患者 11 年 4 个月前发现 HBsAg 阳性，肝功能异常，于我院诊断为慢性乙肝，给予药物治疗，后未定期复诊。2 年 4 个月前诊断为乙肝肝硬化失代偿期、腹水、食管 – 胃底静脉曲张，给予恩替卡韦抗病毒、利尿等治疗后病情好转。后定期复查，未见肝占位。近 13 个月前患者做家务时突发腹痛，以右上腹为甚，伴出汗，无恶心、呕吐、黑便等，持续不缓解，就诊于当地医院，急诊测血压最低至 40/20 mmHg，给予多巴胺升压、补液对症治疗，血压逐渐升高至

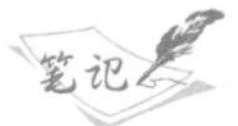

82/47 mmHg，化验提示 HGB 78 g/L。腹部 CT：肝右叶多发占位，最大约为 7.3 cm × 5.9 cm，肝肿物破裂出血可能。继续扩容补液升压、抗休克等治疗后，转入我院急诊，诊为原发性肝癌破裂出血、失血性休克、腹水、腹腔感染，并于 2020 年 1 月 4 日行肝动脉化疗栓塞术，后予以积极补液，输红细胞、血小板，补蛋白，抗感染等内科治疗后病情逐渐好转。8 个月前，患者腹部增强 MRI 提示肝癌残存，于 2020 年 3 月 17 日行肝动脉化疗栓塞术，术后第 3 日，患者出现血红蛋白下降，腹部 CT 提示肝癌再次破裂出血，行急诊肝动脉栓塞术治疗后好转；同期检查，盆腔转移瘤诊断明确。近 7 个月前，患者出现食管 – 胃底静脉曲张破裂出血，以胃镜下止血等治疗后好转。近 5 个月前，患者腹部检查提示肝内肿瘤残存、部分进展，因其白细胞及血小板过低未及时行肝动脉化疗栓塞术治疗，予以积极升白细胞、升血小板等治疗后，患者病情逐渐好转，于 2020 年 9 月 21 日行肝动脉栓塞术治疗，术中造影显示自右膈动脉新生 1 个滋养动脉参与肿瘤供血。2 个多月前，患者复查提示肝癌进展，于 2020 年 11 月 27 日行肝动脉化疗栓塞术，术中予以盆腔转移瘤化疗栓塞治疗，术后间断加用索拉非尼治疗至今。现患者为求全面复查就诊于我科。近 1 个月来，患者精神、食欲可，二便可，体重较前无明显变化。

既往史：平素健康状况良好，否认高血压、冠心病、糖尿病病史，否认其他传染病病史，否认食物、药物过敏史，否认手术、外伤史。

【体格检查】

体温 36.7 ℃，脉搏 96 次 / 分，呼吸 17 次 / 分，血压 127/86 mmHg。发育正常，营养良好，体型适中。心肺检查无异常，肝、脾肋下未及，腹软，左下腹部可触及 1 个质韧包块，约为 8.5 cm × 7.2 cm，移动性浊音阴性，双下肢无水肿。

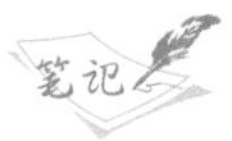

【辅助检查】

全血细胞分析：WBC 0.84×10^9/L，NE% 60.70%，NE 0.51×10^9/L，RBC 3.33×10^{12}/L，HGB 105.00 g/L，PLT 25.00×10^9/L。AFP 229.29 ng/mL；CRP 8.0 mg/L。急诊肝功能：AST 51.8 U/L，DBIL 6.9 μmol/L，ALB 39.3 g/L，CHE 3635 U/L。凝血组合：PT 13.40 s，PTR 1.23，INR 1.24，TT 17.8 s。降钙素原检测：PCT 0.10 ng/mL。乙肝五项：HBsAg ＞ 250 IU/mL，HBsAb 0.16 mIU/mL，HBeAg 0.89 S/CO，HBeAb 0.07 S/CO，HBcAb 14.7 S/CO。HBV DNA 56.42×10^4 IU/mL。电解质 + 肾功能 + 血糖 + 血氨、甲丁戊肝系列无异常，HIV 抗体、HCV 抗体（–）。

盆腔 CT+CT 三维重建：盆腔内软组织密度影，结合临床病史，考虑为转移瘤，病灶邻近腹膜增厚，脂肪间隙密度增高并条索影。

腹部增强 MRI：肝占位介入治疗术后，治疗后病灶边缘异常强化；门静脉右支癌栓形成；左下腹至盆腔内不规则团块影，转移。肝右后叶强化结节。肝硬化，再生结节形成，脾大，脾内铁沉积，食管下段 – 胃底静脉曲张，少量腹水。胆囊壁水肿。肝左叶囊肿。

【诊断】

诊断：原发性肝癌（CNLC Ⅲ b 期）破裂出血，门静脉癌栓（程氏分型 2 型），盆腔转移瘤化疗栓塞术后，乙肝肝硬化失代偿期，腹水，肝内胆汁淤积性肝炎，食管 – 胃底静脉曲张，脾大，脾功能亢进；白细胞、血小板低下症，中度贫血，慢性肝衰竭。

诊断依据：①原发性肝癌（CNLC Ⅲ b 期）破裂出血，门静脉癌栓（程氏分型 2 型），盆腔转移瘤化疗栓塞术后，乙肝肝硬化失代偿期，腹水，食管 – 胃底静脉曲张，脾大，脾功能亢进：患者为中年女性，发现乙肝肝硬化 10 余年，1 余年前因突发腹痛就诊于当地

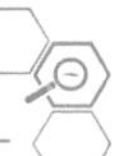

医院，诊断为原发性肝癌破裂出血，并行多次介入手术治疗，腹部增强 MRI 提示肝占位介入治疗术后，治疗后病灶边缘异常强化；门静脉右支癌栓形成；左下腹至盆腔内不规则团块影，转移。②白细胞、血小板低下症，中度贫血，慢性肝衰竭：患者实验室检查结果支持该诊断。

【治疗经过】

患者此次入院完善检查后提示肝内病灶存在少量活性，门静脉右支癌栓，盆腔转移瘤明确；化验提示血小板、白细胞及中性粒细胞低下症明显，予以药物治疗后好转。2021 年 2 月 1 日行肝动脉化疗栓塞术，盆腔转移瘤姑息性化疗栓塞术（图 26-1）。术后复查，盆腔转移瘤内可见碘油沉积表现。患者术后 7 天内出现肝区疼痛、发热、腹痛等症状，对症处理后好转出院。

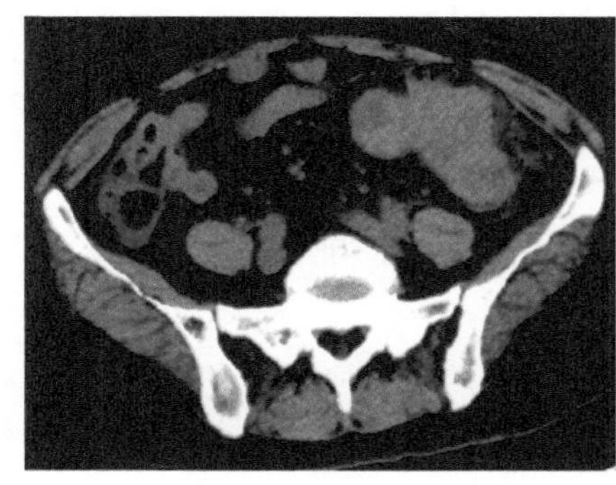
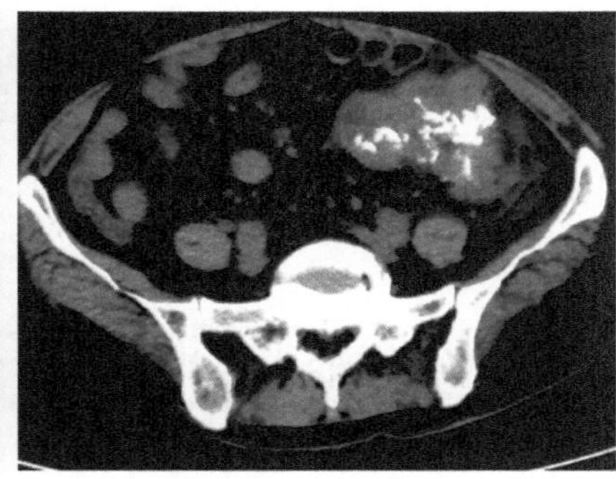

图 26-1　肝动脉化疗栓塞术 + 盆腔转移瘤姑息性化疗栓塞术

【随访】

患者间断口服索拉非尼治疗中。

病例分析

患者为中年女性，原发性肝癌、门静脉癌栓、盆腔转移瘤诊断

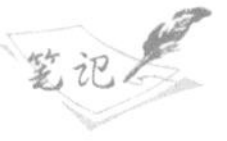

明确，既往曾出现2次肝癌破裂出血，后继发种植性盆腔转移瘤。患者存在乙肝肝硬化失代偿期、脾大、脾功能亢进，导致出现白细胞、中性粒细胞及血小板计数低下明显，此为介入、靶向药物及免疫治疗药物等多种治疗方式的禁忌，故未行规律系统治疗。患者盆腔内转移瘤较大，与周围组织和器官关系紧密，无外科手术切除指征；介入术中造影显示该盆腔转移瘤起源于肠系膜下动脉，有多支滋养动脉参与肿瘤供血，且这些肿瘤血供迂曲、纤细，同时也参与到病灶周围正常组织及器官供血，故无法进行根治性治疗，仅给予姑息性化疗栓塞术，给予乳药合剂（表柔比星 30 mg + 罂粟乙碘油 5 mL）共 5 mL，明胶海绵颗粒栓塞剂（1400 ～ 2000 μm，1 支）共 0.3 支闭塞肿瘤血管。参照美国国家癌症研究所制定的常规毒性判定标准 3.0 版进行评价，术后患者出现肝区疼痛 2 级、发热 2 级、腹痛 3 级，对症处理后好转。患者因脾功能亢进导致血小板及白细胞计数低下，需长期口服药物治疗，并定期监测数值变化，故不规律口服靶向药物索拉非尼。

李常青教授病例点评

自发性破裂出血是原发性肝癌一种严重而凶险的并发症，起病突然，发展迅速，常危及生命。晚期肝癌患者出现肝癌破裂出血的概率为 5% ～ 26%，破裂后患者 30 天死亡率可达 31% ～ 67%。肝癌破裂出血病灶往往位置表浅，由于肿瘤组织质地脆，所以受到外力冲击或腹内压突然增高（如咳嗽、呕吐等）时极易破裂出血。肝动脉化疗栓塞术是目前原发性肝癌出血急性期最有效的止血方法。由于破裂出血过程中肝癌细胞和碎裂组织会随血液散布于腹盆腔，所

笔记

以极易造成腹盆腔内广泛种植转移。种植瘤分布范围与瘤体破裂位置和腹腔内血液聚集位置相关，脱落到腹盆腔里的肿瘤在生长过程中可以从邻近组织器官获得血供。常见的转移瘤供血动脉包括肠系膜上动脉、胃十二指肠动脉、肝固有动脉、膈动脉、肠系膜下动脉及髂内动脉等。由于供血动脉多变，解剖结构复杂，介入手术过程中应根据病灶所在的部位进行全面数字减影血管造影。在明确了肿瘤供血动脉来源后，对肿瘤供血动脉分别进行精细化插管和化疗性栓塞治疗，将药物直接投送到转移瘤组织局部，以提高肿瘤组织局部的药物浓度，并闭塞肿瘤供血动脉使肿瘤组织缺血缺氧坏死。在进行肿瘤组织化疗栓塞的过程中，需加强对正常组织和器官的保护。综上所述，肝动脉化疗栓塞术可以作为肝癌腹盆腔转移瘤的一种姑息性治疗手段。

【参考文献】

1. 中华人民共和国国家卫生健康委员会．原发性肝癌诊疗指南（2022 年版）. 肿瘤综合治疗电子杂志，2022，8（2）：16-53.
2. STOROZHAKOVA A E，VLADIMIROVA L Y，KIT O I，et al. Outcomes of trans arterial chemo-embolization（TACE）of the liver in patients with metastatic triple-negative breast cancer（TNBC）. J Clin Oncol，2020，38（15）：e13107.
3. 周春，刘圣，祖庆泉，等．选择性动脉栓塞治疗原发性肝癌自发破裂出血的疗效及预后分析．介入放射学杂志，2017，26（12）：1093-1097.
4. SHINMURA K，CHOI Y H，SHIMOHIRA M，et al. Comparison of conservative treat ment versus transcatheter arterial embolization for the treatment of spontaneously ruptured hepatocellular carcinoma. Pol J Radiol，2018，83：e311-e318.

（李洪璐　整理）

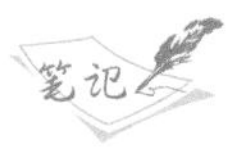

病例 27 原发性肝癌肝动脉化疗栓塞术后合并肝脓肿一例

病历摘要

【基本信息】

患者，男，70 岁，因“体检发现肝占位”入院。

现病史：患者 2019 年 11 月 16 日因“带状疱疹”于当地医院就诊，腹部增强 CT 提示肝右叶后下段占位，符合原发性肝癌特征性表现，考虑肝癌诊断。2019 年 11 月 2 日于我院门诊行腹部增强 MRI 提示肝 S5 富血供，含脂肿块，考虑为恶性，肝细胞肝癌可能性大；肝脏左外叶、门静脉左支及左肝管未见显示，局部包裹性积液；胆囊未见显示，肝内外胆管增宽，胰管可见。患者为进一步诊疗就诊于我科门诊，门诊以“肝占位”收住入院。患者自发病以来，神志清楚，精神可，无恶心、呕吐，无发热，无腹泻，无皮肤瘙痒，无

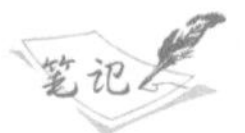

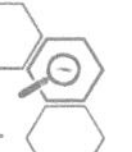

牙龈出血，无黑便，无灰白便，尿色黄，尿量无减少。

流行病学史：经常在外就餐，否认输血史。

既往史：高血压病史 7 年，规律服用厄贝沙坦氢氯噻嗪片治疗，自述血压控制在正常范围，否认冠心病、糖尿病病史，否认其他药物过敏史。2017 年因反复发作胆囊炎行胆囊切除术 + 肝部分切除术，2018 年因胆总管结石行内镜逆行胰胆管造影术。

个人史：无地方病疫区居住史，无传染病疫区生活史，无冶游史，吸烟 40 年，平均每日 20 支，偶有少量饮酒史。

【体格检查】

体温 36.5 ℃，脉搏 80 次 / 分，呼吸 20 次 / 分，血压 130/90 mmHg。浅表淋巴结未触及肿大，皮肤黏膜颜色正常。双肺呼吸音清，未闻及干湿啰音。心律齐，各瓣膜未闻及病理性杂音。腹部平坦，软，全腹无压痛及反跳痛，肝、脾肋下未触及，移动性浊音阴性，双下肢无水肿。

【辅助检查】

HBsAb 19.55 mIU/mL。凝血酶原时间及活动度：PT 15.8 s，PTA 60.0%，INR 1.46。肝功能处于正常范围；血常规处于正常范围；AFP 处于正常范围。

腹部增强 MRI：肝 S5 见肿块样异常信号，DWI 上呈稍高信号，反相位 T_1WI 上信号减低，直径约为 3.2 cm，增强扫描后动脉期明显强化，门静脉期强化减低，可见假包膜征象，肝胆期低摄取；胆囊未见显示，肝内外胆管增宽，胆总管胰腺段见结节样低信号影；胰腺实质未见明显异常信号，胰管可见；脾脏不大；双肾及双肾上腺未见明显异常；肝门区见多发稍大淋巴结（图 27-1）。

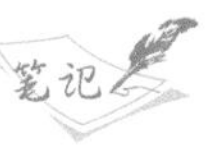

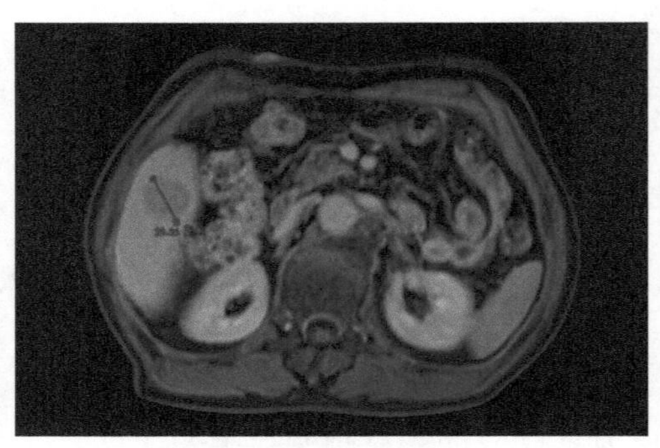

图 27-1 腹部增强 MRI（2019 年 11 月 2 日）

【诊断】

诊断：原发性肝癌，胆囊切除术后，肝部分切除术后；高血压病 2 级（高危）。

诊断依据：①原发性肝癌，胆囊切除术后，肝部分切除术后：患者于 2019 年 11 月 2 日于我院门诊行腹部增强 MRI 提示肝 S5 富血供，含脂肿块，考虑为恶性，肝细胞肝癌可能性大；肝脏左外叶、门静脉左支及左肝管未见显示，局部包裹性积液；胆囊未见显示，肝内外胆管增宽，胰管可见。2017 年因反复发作胆囊炎行胆囊切除术 + 肝部分切除术，2018 年因胆总管结石行内镜逆行胰胆管造影术。②高血压病 2 级（高危）：患者高血压病史 7 年，规律服用厄贝沙坦氢氯噻嗪片治疗，自述血压控制在正常范围。

【治疗经过】

患者肝癌诊断明确，于 2019 年 12 月 5 日行肝动脉化疗栓塞术，术后出现高热伴有肝区疼痛，腹部压痛及反跳痛，Murphy 征阳性。

急查结果回报，全血细胞分析：WBC 16.65 × 10^9/L，NE% 93.84%，NE 15.62 × 10^9/L，LY% 4.92%，LY 0.82 × 10^9/L，MO% 0.60%，MO 0.10 × 10^9/L，EO% 0.14%，EO 0.01 × 10^9/L。肝功能 + 电解质 + 肾功能 + 血糖：K^+ 2.93 mmol/L，PHOS 0.81 mmol/L，URCA 171.0 μmol/L，

笔记

GLU 6.96 mmol/L，TCO_2 21.0 mmol/L，ALT 362.3 U/L，AST 333.2 U/L，TBIL 39.1 μmol/L，DBIL 29.5 μmol/L，ALB 33.5 g/L，A/G 1.0，GGT 248.9 U/L，ALP 195.6 U/L，TBA 38.8 μmol/L，Pre-A 65.9 mg/L，Na^+ 140.8 mmol/L，Cl^- 103.2 mmol/L，Ca^{2+} 2.18 mmol/L，Mg^{2+} 0.91 mmol/L，UREA 4.62 mmol/L，CREA 96.2 μmol/L，TP 65.8 g/L，GLO 32.3 g/L，CHE 4240 U/L，AG 19.53 mmol/L，CRP 316.2 mg/L。PCT 4.77 ng/mL。血培养：布氏枸橼酸杆菌。

体温 39 ℃以上，血培养阳性，血象显著升高，支持败血症诊断。

腹部平扫 CT：肝占位术后改变，术区、肝内外胆管积气，请结合临床。胆总管下段结石，伴肝内外胆管扩张。胆囊未见显示。肝门区及腹膜后多发稍大淋巴结。扫描所及右侧少量胸腔积液（图 27-2）。

诊断为肝动脉化疗栓塞术后继发肝脓肿，予以积极抗感染、补液、补蛋白等治疗，并于 2019 年 12 月 17 日行 CT 引导下肝脓肿穿刺引流术，如图 27-3 所示。

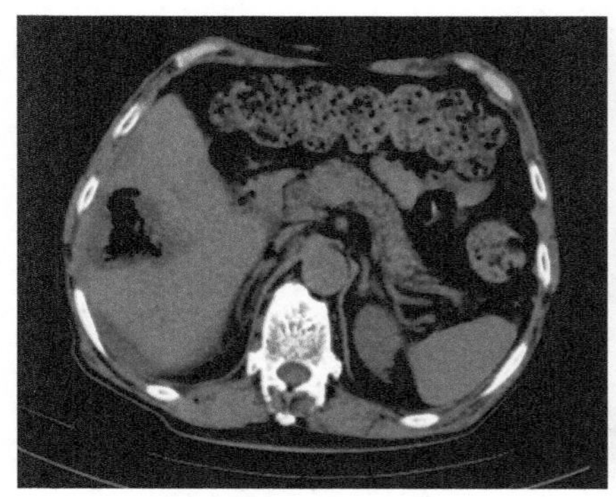

图 27-2　腹部平扫 CT
（2019 年 12 月 10 日）

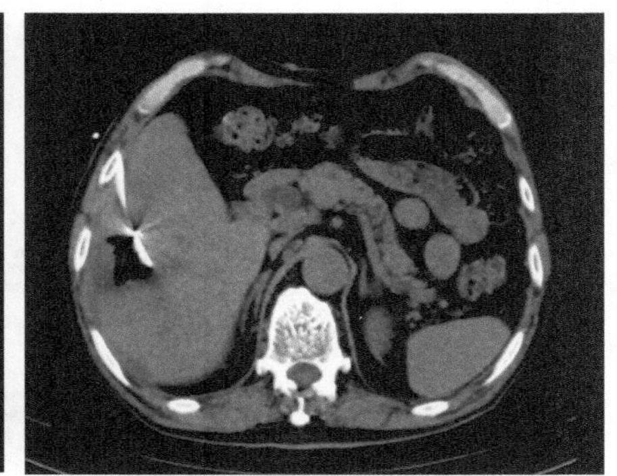

图 27-3　腹部平扫 CT
（2019 年 12 月 17 日）

留置外引流管 1 根，3 个月后顺利拔除，肝脓肿痊愈。2021 年 4 月 26 日复查腹部增强 MRI 提示肝脏占位介入术后复查，对比 2021 年 1 月 12 日腹部 MRI，肝右叶治疗后病变液化坏死范围未见明显变

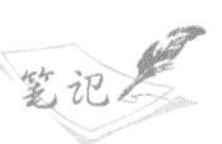

化，肝右后叶门静脉分支栓塞，肝内外胆管扩张；肝尾叶强化结节，考虑为原发性肝癌。肝脏左外叶、门静脉左支及左肝管未见显示，局部包裹性积液，大致同前；胆囊未见显示，考虑术后改变，较前未见明显变化。

考虑肝癌术后复发，给予肝动脉化疗栓塞术 + 超声引导下肝癌微波消融术治疗，过程顺利。

【随访】

患者出院后门诊规律随访至今，未见肿瘤复发。

病例分析

本病例为老年患者，既往曾反复多次因胆囊结石、胆管结石就诊，曾行肝部分切除术、胆囊切除术、内镜逆行胰胆管造影术等治疗，于我院诊断肝癌后在我科行肝动脉化疗栓塞术，继发肝脓肿，积极给予抗感染等治疗并行肝脓肿穿刺置管引流，3 个月后拔管，脓肿痊愈。

李常青教授病例点评

原发性肝癌 TACE 后出现肝脓肿，是较为少见的严重并发症之一，发生率为 0.1% ～ 4.5%。关于其发生机制尚未达成共识，一般认为肝脓肿的发生与患者自身因素和医源性因素有关。有文献报道，胆 – 肠吻合术的肝癌患者，TACE 治疗后肝脓肿的发生率可高达 26.2%。该患者于 2017 年、2018 年先后接受了胆囊切除术 + 肝部分切除术，并因胆总管结石行内镜逆行胰胆管造影术，可能存在胆

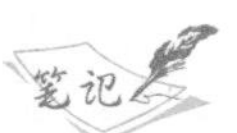

道或奥迪括约肌的损伤，胃肠道的细菌容易逆行进入肝脏，在被栓塞的肝癌区域生长，形成脓肿。因此认为，胆道手术史为肝癌患者TACE 后发生肝脓肿的高风险因素。TACE 是通过栓塞肿瘤的供血动脉实现抑制肿瘤生长的，因此，TACE 可使肿瘤及周边肝组织缺血、缺氧，这为细菌生长提供了有利环境，肠道细菌逆行入肝，定植在坏死的胆管组织附近，继而发展形成肝脓肿。

本病例患者属于肝癌 TACE 治疗后发生肝脓肿的高危人群，TACE 治疗后出现了高热、肝区疼痛等临床症状，感染指标升高，腹部扫描 CT 见肝内低密度区伴有气体，诊断为肝脓肿后积极给予抗生素治疗、补液支持治疗、穿刺引流等措施，最终获得了满意的治疗效果。其中，早期确定诊断，对脓肿及时得到穿刺置管引流发挥了至关重要的作用。

【参考文献】

1. 中华人民共和国国家卫生健康委员会医政医管局 . 原发性肝癌诊疗指南（2022 年版）. 中华消化外科杂志，2022，21（2）：143-168.
2. KUMAR S K，PERWEEN N，OMAR B J，et. al. Pyogenic liver abscess：clinical features and microbiological profiles in tertiary care center. J Family Prim Care，2020，9（8）：4337-4342.
3. 张梅玲，曹传武，韩世龙，等 . 肝脓肿经皮穿刺引流术的疗效及影响因素分析 . 介入放射学杂志，2017，26（5）：458-461.
4. 尹君，唐启耀，罗军 . 细菌性肝脓肿的经皮穿刺引流治疗 . 介入放射学杂志，2014，23（09）：815-818.
5. KIM T H，HEO N Y，PARK S H，et. al. Pyogenic liver abscess or liver cyst infection after colonoscopic polypectomy. Korean J Gastroenterol，2020，75（5）：300-304.

（侯晓朴　整理）

病例 28 原发性肝癌 TACE 后继发胆管－支气管瘘一例

病历摘要

【基本信息】

患者，男，62 岁，2020 年 4 月 10 日，因“发现 HBsAg 阳性 20 余年，肝占位半余年”于我院住院治疗。

现病史：患者于 20 余年前体检时发现 HBsAg 阳性，当时未予重视及治疗。1 年半前开始出现体重下降，1 年内体重下降约 15 kg，半年前出现腹胀、腹泻及下肢肿胀等症状，无恶心、呕吐，无头晕、黑蒙等症状。就诊于当地医院，行腹部增强 CT 提示肝占位，考虑肝癌可能性大，进行内科保守治疗，具体不详。后患者就诊于我院门诊，行腹部增强 MRI 提示肝内多发占位，部分为恶性病变，部分为异型性增生结节，肝硬化，脾大，以“肝占位”由门诊收住入院。

患者自发病以来，神志清楚，精神可，无恶心呕吐，无发热，无腹泻，无关节疼痛，无皮肤瘙痒，无牙龈出血，无黑便，无灰白便，尿色黄，尿量无减少。

既往史：间断血糖升高多年，未系统治疗，血糖控制不详，否认高血压、冠心病病史，否认其他传染病病史，否认食物、药物过敏史，否认手术、外伤史。

【体格检查】

体温 36.3 ℃，脉搏 85 次 / 分，呼吸 20 次 / 分，血压 120/95 mmHg。浅表淋巴结未触及肿大，皮肤黏膜颜色正常。双肺呼吸音清，未闻及干湿啰音。心律齐，各瓣膜未闻及病理性杂音。腹部平坦，软，全腹无压痛及反跳痛，肝、脾肋下未触及，移动性浊音阴性，双下肢无水肿。

【辅助检查】

乙肝病毒定量：HBV DNA 5.13×10^3 IU/mL。乙肝五项：HBsAg ＞ 250 IU/mL，HBsAb 179 mIU/mL，HBeAg 69 S/CO，HBeAb 4.54 S/CO，HBcAb 9.74 S/CO。AFP：13.68 ng/mL。凝血酶原时间及活动度：PT 12.8 s，PTA 84.0%，INR 0.99。肝功能：ALT 59.2 U/L，AST 99.6 U/L，TBIL 35 μmol/L，DBIL 19.8 μmol/L，ALB 33.4 g/L。血常规：WBC 3.99×10^9/L，HGB 116 g/L，PLT 74×10^9/L。

腹部超声：肝弥漫性病变、脾大。腹部增强 MRI：肝内多发占位，较大病灶约为 5.5 cm × 5.4 cm，增强扫描动脉期肝内部分病灶可见强化，延迟期强化减弱，部分为恶性病变，部分为异型性增生结节；肝硬化、再生结节生成，脾大（图 28-1）。

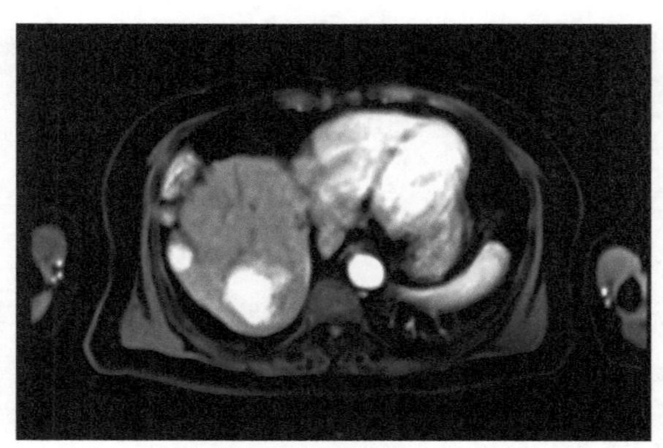

图 28-1 腹部增强 MRI（2020 年 4 月 15 日）

【诊断】

诊断：原发性肝癌，乙肝肝硬化失代偿期，脾大。

诊断依据：患者乙肝病史 20 余年，1 年半前开始出现体重下降，1 年内体重下降约 15 kg，半年前出现腹胀、腹泻及下肢肿胀等症状，无恶心、呕吐，无头晕、黑蒙等症状。就诊于当地医院，行腹部增强 CT 提示肝占位，考虑肝癌可能性大，给予内科保守治疗，具体不详。后患者就诊于我院门诊，行腹部增强 MRI 提示肝内多发占位，部分为恶性病变，部分为异型性增生结节；肝硬化，脾大。

【治疗经过】

患者原发性肝癌诊断明确，2020 年 4 月 23 日于我院行 TACE，过程顺利，恢复良好，出院后定期复查，肝癌疗效评价为病情稳定，此后患者于我院及外院多次行 TACE。2021 年 7 月 20 日再次行 TACE，治疗后患者出现高热，体温 39 ℃，脉搏 86 次 / 分，呼吸 20 次 / 分，查体基本如前。

急查血，全血细胞分析：WBC 11.36×10^9/L，NE% 83.30%，NE 9.47×10^9/L，LY% 7.40%，LY 0.84×10^9/L，MO% 9.00%，MO 1.02×10^9/L，EO% 0.10%，EO 0.01×10^9/L，RBC 2.99×10^{12}/L，

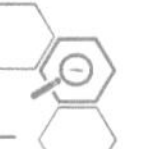

HGB 105.00 g/L，HCT 29.30%，MCV 98.00 fL，MCH 35.10 pg。凝血组合：PT 12.80 s，FDP 10.81 μg/mL，D-Dimer 4.10 mg/L。血清淀粉样蛋白 A 测定：SAA 72.2 mg/L。急诊肝功能：AST 84.7 U/L，TBIL 66.9 μmol/L，DBIL 35.6 μmol/L，ALB 33.4 g/L，GLO 43.3 g/L，A/G 0.8，CHE 1657 U/L。电解质 + 肾功能 + 血糖 + 血氨：Na^+ 131.1 mmol/L，Cl^- 98.6 mmol/L，PHOS 0.47 mmol/L，UREA 3.22 mmol/L，CREA 51.9 μmol/L，URCA 190.0 μmol/L，GLU 10.86 mmol/L。

考虑肝内感染可能性大，给予抗感染等治疗，症状好转后出院。出院后患者反复发热，体温最高 39.5 ℃，伴有间断咳黄绿色痰，患者自述痰发苦，于当地医院治疗效果不佳，再次就诊于我院。行胸部 CT（图 28-2）：对比 2021 年 7 月 14 日胸部 CT，左肺上叶斑片，较前为新发，考虑炎症可能性大，建议抗炎治疗后复查；右侧胸腔积液，积液为新发，右侧膈膨升，右肺肺不张，肺不张范围增大，建议治疗后复查。

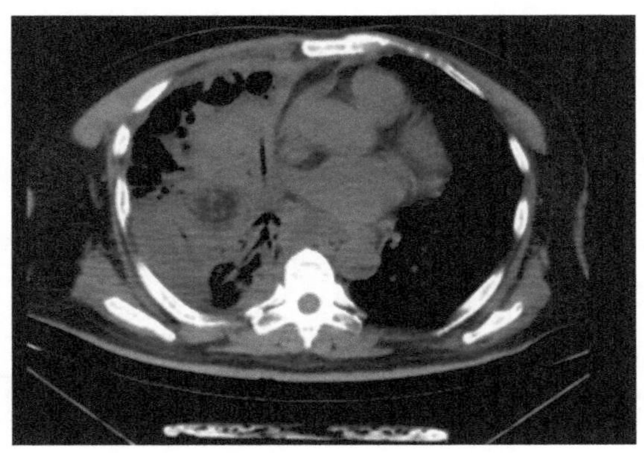

图 28-2　胸部平扫 CT（2021 年 9 月 29 日）

腹部增强 MRI（图 28-3）：肝脏占位介入术后复查，与 2021 年 7 月 15 日 MRI 比较，肝顶后缘术后病灶边缘异常强化结节，较前病灶内部血供减少，边缘强化结节增大；S3 肝裂旁动脉期强化

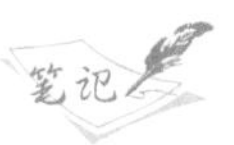

笔记

结节，较前增大；肝右叶多发结节状强化灶，考虑恶性病变可能性大，建议复查；顶部液化坏死灶，向上累及右侧横膈及右肺底；肝硬化，脾大、多发局灶梗死，门静脉主干局部栓塞，食管下段静脉曲张，腹水。

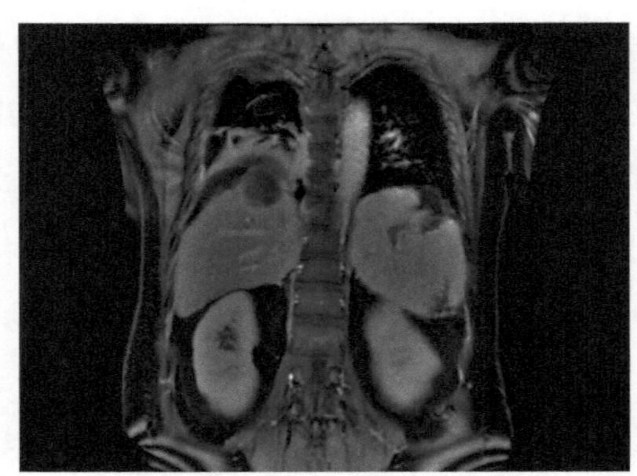

图 28-3 腹部增强 MRI（2021 年 10 月 10 日）

根据患者病史、症状、体征及辅助检查，认为腹腔感染、肺部感染、肝胆汁瘤、胆道 – 支气管瘘等诊断明确，给予经皮经肝胆汁瘤穿刺引流术、胸腔穿刺置管引流术，术后患者症状好转，后因引流管反复堵塞导致间断咳胆汁伴有肺炎，就诊于外院，开腹行膈肌修补术 + 肝破裂修补术，过程顺利。

【随访】

经手术修补胆道 – 支气管瘘后，患者基本无咳黄绿色痰症状，肺部感染治愈，定期于我院随访，肿瘤疗效评价为稳定。

病例分析

本病例为肝癌患者，反复多次行 TACE，术后出现胆汁瘤，穿破膈肌，与支气管形成窦道，导致患者反复发作肺部感染，伴有咳黄

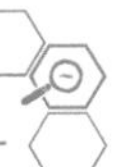

绿色胆汁，我院行经皮经肝胆汁瘤穿刺引流术、胸腔穿刺置管引流术，术后患者症状好转，后因引流管反复堵塞导致间断咳胆汁伴有肺炎，就诊于外院，开腹行膈肌修补术＋肝破裂修补术。

李常青教授病例点评

肝癌行肝动脉化疗栓塞术后常见多种并发症，以肝内感染最为常见，偶见肝胆汁瘤形成，多经对症治疗后好转。本例患者出现罕见胆道－支气管瘘，导致患者反复发作肺部感染，伴有咳黄绿色胆汁，治疗关键点在于封闭瘘口。患者穿刺置管引流效果不佳，于外院行膈肌修补术＋肝破裂修补术，效果较好。

【参考文献】

1. 中华人民共和国国家卫生健康委员会医政医管局．原发性肝癌诊疗指南（2022 年版）．中华消化外科杂志，2022，21（2）：143-168.
2. 张梅玲，曹传武，韩世龙，等．肝脓肿经皮穿刺引流术的疗效及影响因素分析．介入放射学杂志，2017，26（5）：458-461.
3. TOKUSHIGE K，HASHIMOTO E，HORIE Y，et. al. Hepatocellular carcinoma based on cryptogenic liver disease：the most common non-viral hepatocellular carcinoma in patients aged over 80 years. Hepatol Res，2015，45（4）：441-447.
4. GEORGIOU G K，TSILI A，BATISTATOU A，et. al. Spontaneous biloma due to an intrahepatic cholangiocarcinoma：an extremely rare case report with long term survival and literature review. Ann Med Surg（Lond），2017，14：36-39.
5. 曾昭吝，蔡明岳，黄文薮，等．肝动脉化疗栓塞术后胆汁瘤形成 63 例临床分析．介入放射学杂志，2013，22（12）：989-993.

（侯晓朴　整理）

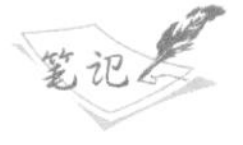

病例 29 肿瘤多学科诊疗模式下治疗晚期混合细胞型肝癌一例

病历摘要

【基本信息】

患者，男，55 岁，因“发现肝内占位近 1.5 个月”于 2020 年 10 月 19 日就诊于我科。

现病史：患者 1.5 个月前体检发现肝内占位性病变，后行腹部增强 CT 检查提示肝硬化，肝右叶可见约 6 cm 占位性病变，增强期强化明显，呈“快进快出”征，门静脉右支的分支可见癌栓形成，AFP 升高明显，原发性肝癌、门静脉癌栓诊断明确，现为求进一步治疗就诊于我科。近 1 个月来，患者精神、食欲可，无明显不适症状，体重较前无明显下降。

既往史：高血压 6 余年，口服药物治疗，血压控制可；2 型糖尿

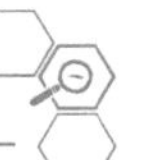

病 6 余年，口服阿卡波糖、格列美脲，血糖控制可；否认冠心病病史，否认其他传染病病史，否认食物、药物过敏史，否认手术、外伤史。否认长期大量饮酒史。

家族史：父亲已故，死因为脑出血；母亲健在；姐姐因“妇科肿瘤”病故。否认家族中有其他类似疾病患者，否认其他遗传病病史、传染病病史、肿瘤史，否认冠心病、高血压及糖尿病病史。

【体格检查】

体温 36.8 ℃，脉搏 68 次 / 分，呼吸 17 次 / 分，血压 124/76 mmHg。肝病面容，肝掌阳性，蜘蛛痣阳性。双肺呼吸音清，未闻及干湿啰音。心律齐，各瓣膜未闻及病理性杂音。腹软，平坦，无压痛，肝、脾肋下未触及，移动性浊音可疑，双下肢无水肿。

【辅助检查】

血常规：WBC 7.38 × 10^9/L，NE 5.45 × 10^9/L，HGB 140 g/L，PLT 257 × 10^9/L。肝功能：ALT 37 U/L，AST 39.1 U/L，TBIL 21.35 μmol/L，DBIL 16.2 μmol/L，ALB 39.1 g/ L，CHE 7845 U/L。凝血组合：PT 13.30 s，PTR 1.23，INR 1.23，PTA 89.00%。PCT 0.73 ng/mL；BNP 67 pg/mL；HbA1c 12.1%；CA199 5.8 U/mL；AFP 14 034.58 ng/mL。乙肝五项：HBsAg ＞ 250.00 IU/mL，HBeAg 79.60 S/CO，HBcAb 8.30 S/CO。HBV DNA 4.04 × 10^7 IU/mL。电解质 + 肾功能 + 血糖、甲丁戊肝系列无异常，HIV 抗体、HCV 抗体（–）。

成人超声心动图：未见明显异常。

心电图：窦性心律，心电图正常。

胸部平扫 CT：右肺下叶结节影，考虑炎性结节可能性大；两肺上叶慢性炎性条索。

肝、胆、脾、胰、肾、腹水、腹腔淋巴结：肝内实性占位性病

变（HCC？）；肝弥漫性病变；胆囊壁毛糙。

彩超（门静脉血流，肝动脉，肝静脉，下腔静脉血流）：门静脉右支栓塞形成（癌栓可能性大）；肝动脉阻力指数增高。

腹部增强 MRI：肝右叶占位，考虑为原发性肝癌、门静脉右支瘤栓形成、肝硬化、食管 – 胃底静脉曲张。

【诊断】

诊断：原发性肝癌（CNLC Ⅲ a 期），门静脉癌栓（右支，程氏分型 2 型），乙肝肝硬化失代偿期（Child-Pugh A 级），食管 – 胃底静脉曲张；2 型糖尿病，高血压病 2 级（高危）。

诊断依据：①原发性肝癌（CNLC Ⅲ a 期），门静脉癌栓（右支，程氏分型 2 型），乙肝肝硬化失代偿期（Child-Pugh A 级），食管 – 胃底静脉曲张：患者为中年男性，1 个月前发现肝内占位，腹部增强 CT 检查提示肝硬化，肝右叶可见约 6 cm 占位性病变，增强期强化明显，呈“快进快出”征，门静脉右支分支可见癌栓形成；AFP 升高明显。② 2 型糖尿病，高血压病 2 级（高危）：患者既往史提供，诊断明确。

【治疗经过】

患者晚期原发性肝癌（CNLC Ⅲ a 期），门静脉癌栓（右支，程氏分型 2 型）诊断明确（图 29-1），HBV DNA 升高明显，给予恩替卡韦片 0.5 mg 每日 1 次口服。2020 年 10 月 26 日行超声引导下肝占位穿刺活检术及肝动脉化疗栓塞术（DEB-TACE）治疗，术中造影（图 29-2）：肝右叶内可见多发巨块融合型肿瘤染色灶，局部血管破坏、增多、紊乱，“抱球征”“血管湖”阳性，加用微导管超选择肝右叶肿瘤靶血管，给予盐酸表柔比星 60 mg+Callispheres（药物洗脱型微球，300 ～ 500 μm，1 支）共 0.8 支栓塞载瘤血管网。用肝素化生

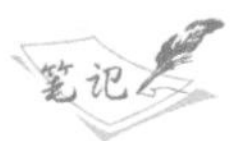

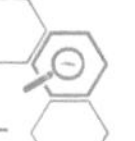

理盐水冲管后再次造影：肿瘤染色大部分消失。

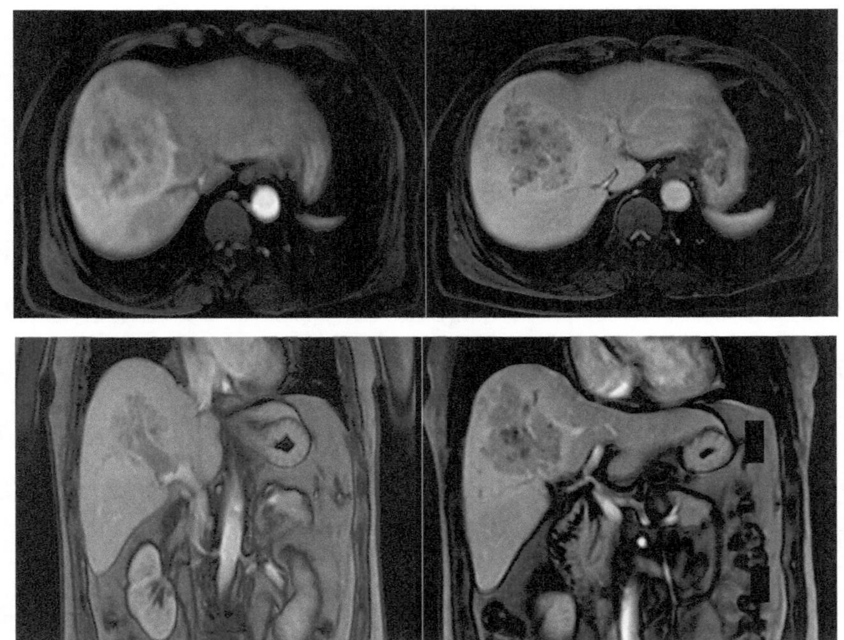

图 29-1 患者术前增强 MRI

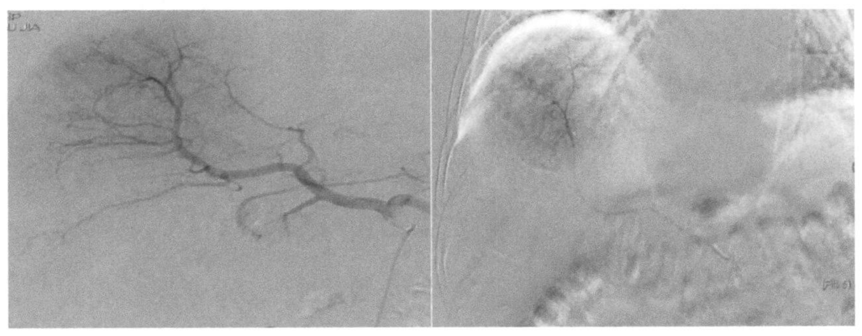

图 29-2 患者肝动脉化疗栓塞术中影像

患者术后出现高热，体温最高达 39.8 ℃，伴畏寒、寒战，考虑为合并术后感染，给予头孢呋辛钠抗感染治疗后好转，病理回报为双表型（肝细胞、胆管细胞）肝癌。免疫组化结果：CD34（血管 +），CK19（+），CK20（+），CK7（灶状 +），GPC-3（+），GSC（灶状

弱+），HBsAg（个别+），HSP7（灶状+），Hep-1（+），Ki-67（约60%+），CAM 5.2（+）。特染结果：网织红细胞染色（+）。

术后1周腹部增强CT提示肝内肿瘤较前缩小，瘤体内部可见多发气体形成，提示栓塞效果良好；并口服索拉非尼0.4 g每日2次。2020年12月16日患者腹部增强MRI显示肝内肿瘤持续缩小，门静脉右支及门静脉主干癌栓形成，根据改良版实体瘤疗效评价标准（mRECIST），肝内肿瘤虽然较前明显缩小，但门静脉癌栓进展至门静脉主干（程氏分型由2型进展为3型），总体评效为疾病进展。2020年12月17日行DEB-TACE，术中使用盐酸表柔比星60 mg+Callispheres（药物洗脱型微球，100～300 μm）1支+罂粟乙碘油4 mL。术后1周腹部增强CT提示肝内恶性肿瘤少量残存。

2021年1月10日，患者腹部增强MRI：肝癌术区下方多发残存，门静脉右支及主干内癌栓形成，门静脉旁淋巴结转移，于外院行放疗，照射范围包括肝右叶肿瘤、门静脉右支、主干癌栓、门静脉旁淋巴结。根据《原发性肝癌诊疗规范（2021年版）》，将索拉非尼升级为二线靶向药物瑞戈非尼（160 mg，每日1次，于每个疗程的前21天口服，28天为1个疗程）并联合免疫治疗药物卡瑞利珠单抗（每次200 mg，静脉注射，每3周1次）。2021年4月12日根据外院腹部增强MRI，肿瘤治疗评效为部分缓解；AFP降至正常范围内，但CA199升高为368 U/mL，考虑患者肝内残存肿瘤负荷主要为胆管细胞型肝癌。2021年5月4日于外院行肝占位穿刺活检术，病理提示符合混合型肝细胞肝癌，以胆管细胞癌为主，进一步佐证了我科诊断结果。2021年5月9日于我科行第3次DEB-TACE术，术后于外院口服替吉奥胶囊（40 mg，每日2次，早晚餐后口服，以连续口服28天，休息14天为1个治疗周期）。2021年7月19日腹部增强

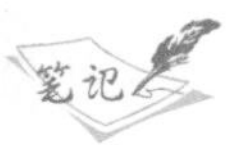

MRI 提示肝右叶出现多发病灶，部分病灶为富血供，部分病灶为乏血供，于 2021 年 8 月 17 日在我科行肝动脉化疗栓塞术，2021 年 8 月 26 日行 CT 引导下肝癌微波消融术，患者肝内肿瘤控制佳，但腹腔淋巴结持续进展，停瑞戈非尼 + 卡瑞利珠单抗治疗方案。2021 年 9 月 25 日起于外院行 3 个周期的白蛋白紫杉醇 300 mg d1（每 3 周 1 次，静脉滴注）+ 替雷利珠单抗（200 mg，每 3 周 1 次，静脉滴注）+ 安罗替尼（10 mg，d1 ～ d14，每 3 周 1 次）。2022 年 1 月 10 日患者出现骨髓抑制（Ⅳ度）、慢加急性肝衰竭、胆系感染，于我科行升白细胞、抗感染、保肝、退黄等治疗，因肝门区淋巴结增大，压迫胆总管导致出现梗阻性黄疸，于 2022 年 1 月 25 日行经皮肝穿刺胆道引流术。患者因门静脉高压、食管 – 胃底静脉曲张在 2022 年 3 月出现食管 – 胃底静脉曲张破裂出血，抢救治疗后好转。2022 年 6 月患者再次出现食管 – 胃底静脉曲张破裂出血、失血性休克，导致多脏器功能衰竭，于 2022 年 6 月 19 日临床死亡。

【随访】

患者于 2022 年 6 月 19 日临床死亡，总生存期为 21.6 个月。

病例分析

患者为中年男性，晚期混合细胞型肝癌（CNLC Ⅲ a 期）、门静脉癌栓（程氏分型 2 型）诊断明确。该患者经过肝动脉化疗栓塞术、微波消融术、靶向治疗、免疫治疗、放射治疗、全身化疗等肿瘤多学科模式治疗后，肝内肿瘤控制可，但出现全身多发淋巴结转移，最终因食管 – 胃底静脉曲张破裂出血，继发失血性休克，导致多脏器功能衰竭，引起临床死亡。

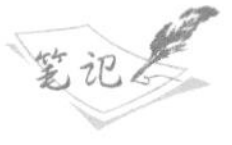

李常青教授病例点评

肝癌的高发性与高致死性对我国人民的健康造成了严重的威胁，并给社会带来了沉重的负担。目前有多种手段应用于肝癌的治疗，如手术切除、肝移植、介入治疗、放疗、化疗、靶向治疗、免疫生物治疗等。我国超过 90% 的肝细胞肝癌患者有肝炎、肝硬化的背景。肝癌具有极易出现肝内外转移的特性，手术后也有很高的复发率，这些因素的制约使肝癌的治疗高度复杂化。提高肝癌治疗水平的方法有多种，首先要解决治疗的差异问题。总的来说，肝癌的治疗模式比较复杂，但都基于肝功能和肿瘤分期，所谓的治疗差异多是因为医生专业方向的差异和治疗方法可及性的差异。目前，肿瘤的多学科综合诊疗已成为国内外临床肿瘤治疗的模式和发展方向，建立肝癌多学科综合诊疗团队有助于实现肝癌患者最优的个体化治疗。

原发性肝癌主要包括肝细胞肝癌、肝内胆管癌和混合型肝细胞肝癌 – 胆管癌三种不同病理学类型，其中混合型是临床原发性肝癌中比较少见的类型，占原发性肝癌的 0.4% ～ 14%。其临床表现不典型，诊断相对困难，确诊主要依靠病理结果。混合型肝癌是一种侵袭性较强的肿瘤，远期存活率低，复发和转移是其固有的疾病特征。

在该病例中，穿刺病理提示为混合型肝细胞肝癌，肿瘤分期为 CNLC Ⅲ a 期，依据国内外指南建议以系统治疗为主，局部治疗为辅，尽可能延长患者的总生存期。手术治疗、消融治疗、介入治疗、放疗都是肝癌常用的局部治疗手段，肝癌系统治疗包括靶向治疗、免疫检查点抑制剂治疗和化疗等，在临床实践中应综合考虑局部治疗和系统治疗方案的合理序贯及联合。肝癌的异质性强，对肝癌患者个体化生物学特性进行研究，基于肿瘤的异质性差异制定个体化

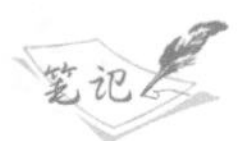

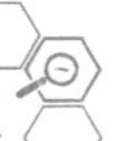

的治疗方案，是肿瘤多学科综合诊疗未来研究的方向。对晚期肝癌患者需要重视姑息治疗和对症支持治疗，避免过度追求肿瘤治疗效果而损害患者的生存质量。

本例患者为晚期混合型肝细胞肝癌，多学科综合诊疗最大限度地延长患者的总生存期，患者最终从中获益。这提示我们在肿瘤的治疗中，多学科综合诊疗不失为临床肿瘤治疗的模式和发展方向。

【参考文献】

1. BRUNT E，AISHIMA S，CLAVIEN P A，et al. cHCC-CCA：consensus terminology for primary liver carcinomas with both hepatocytic and cholangiocytic differentation. Hepatology，2018，68（1）：113-126.
2. MOEINI A，SIA D，ZHANG Z，et al. Mixed hepatocellular cholangiocarcinoma tumors：cholangiolocellular carcinoma is a distinct molecular entity. J Hepatol，2017，66（5）：952-961.
3. CHENG A L，HSU C，CHAN S L，et al. Challenges of combination therapy with immune checkpoint inhibitors for hepatocellular carcinoma. J Hepatol，2020，72（2）：307-319.
4. 中国抗癌协会肝癌专业委员会 . 中国肝癌多学科综合治疗专家共识 . 临床肝胆病杂志，2021，37（2）：278-285.
5. 中国研究型医院学会消化道肿瘤专业委员会，中国医师协会外科医师分会多学科综合治疗专业委员会 . 肝脏及胆道恶性肿瘤多学科综合治疗协作组诊疗模式专家共识 . 中华普通外科学文献（电子版），2017，11（1）：1-3.

（段又佳　整理）

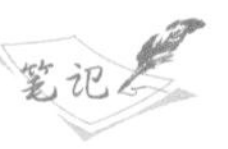

病例 30 胆道支架成形术治疗胆管癌合并恶性梗阻性黄疸一例

病历摘要

【基本信息】

患者，男，62 岁，2020 年 4 月 10 日因“发现 HBsAg 阳性 20 余年，肝占位半余年”于我院住院治疗。

现病史：患者 1 个月前开始无明显诱因出现纳差、厌油腻，进食后上腹胀满不适，无恶心、呕吐，无腹痛、腹泻，无畏寒、发热。2 周前开始出现皮肤黄、尿黄如浓茶样，伴有皮肤瘙痒、灰白便。于当地医院检查肝功能提示总胆红素升高，以直接胆红素为主；超声提示肝内外胆管扩张，胆总管梗阻；磁共振胰胆管成像见肝内外胆管扩张，胆总管占位。为进一步诊治来我院，急诊以“梗阻性黄疸”收入院。患者自发病以来，精神可，进食减退 1/2，小便可，大便呈

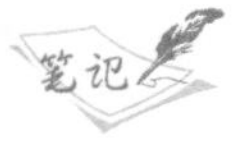

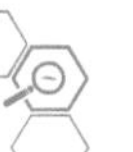

陶土样改变，体重较前下降 3 kg。

既往史：慢性支气管炎病史 20 年。高血压病史 4 年，血压最高达 180/100 mmHg，现服用“硝苯地平”控制血压尚可。1 年前于当地医院检查 CT，发现腔隙性脑梗死，服用“阿托伐他汀”。否认冠心病、糖尿病病史，否认其他传染病病史，否认食物、药物过敏史，否认手术、外伤史。

个人史及婚育史：无地方病疫区居住史，无传染病疫区生活史，无冶游史。有大量吸烟史，已戒 10 余年。有少量饮酒史。已婚，已育。

【体格检查】

体温 36.3 ℃，脉搏 90 次 / 分，呼吸 20 次 / 分，血压 122/70 mmHg，体重 63 kg。双肺可闻及散在多发啰音。心律齐，全身皮肤黏膜重度黄染，巩膜黄染，腹软，未及明显压痛、反跳痛，肝区叩痛弱阳性，肝、脾肋下未及，移动性浊音阴性，双下肢不肿。

【辅助检查】

2020 年 10 月 7 日血常规：WBC 9.39×10^9/L，NE% 79.4%，NE 7.45×10^9/L，HGB 135 g/L，PLT 229×10^9/L。肝功能：ALT 56 U/L，AST 43.1 U/L，TBIL 481.5 μmol/L，DBIL 407.2 μmol/L，ALB 37.1 g/L，CHE 3848 U/L。电解质 + 肾功能 + 血糖：K^+ 3.99 mmol/L，Na^+ 138.4 mmol/L，Cl^- 102.9 mmol/L，UREA 9.97 mmol/L，CREA 106.7 μmol/L，GLU 6.71 mmol/L。凝血组合：PT 12.8 s，INR 0.99，PTA 80.00%。淀粉酶 + 脂肪酶：AMY 45.0 U/L，LPS 36.9 U/L。降钙素原检测：PCT 0.73 ng/mL。B 型钠酸肽：BNP 75.60 pg/mL。糖化血红蛋白：HbA1c 5.4%。尿淀粉酶：AMY 174.3 U/L。血清 CA199 390.2 U/mL。甲丁戊肝系列、乙肝五项无异常，HIV 抗体、HCV 抗

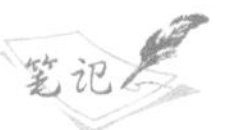

体（–）。

成人超声心动图：左心房增大，主动脉窦增宽，主动脉瓣钙化并中量反流；二尖瓣钙化并少量反流；左心室舒张功能减低。

下肢血管超声：双下肢动脉多发斑块形成；双下肢深静脉未见明确血栓形成；右侧大隐静脉曲张伴瓣膜功能不全；右小腿肌间静脉及穿静脉扩张。

肝、胆、脾、胰、肾超声：肝弥漫性病变；肝内外胆管扩张；胆囊充盈差，胆囊壁双边影，余未见明显异常。

胸部平扫 CT：右侧膈肌明显升高，右肺中叶膨胀不全；双肺散在淡片状高密度影，考虑为炎性病变；心影增大；双侧胸膜少许肥厚；甲状腺低密度结节。

腹部增强 CT：肝内外胆管扩张，于胆总管中上段截断，胆总管下段管壁增厚，恶性占位可能；胆囊壁增厚，胆汁淤积；肝内动脉期明显强化结节；肝多发囊肿；双肾小囊肿；肝门区及后腹膜多发淋巴结，不除外转移。

2020 年 12 月 3 日腹部增强 CT：经皮肝穿刺胆道引流术后，肝门部胆管略扩张，胆总管下段管壁略增厚，恶性占位可能；胆囊壁增厚，胆汁淤积；肝内动脉期明显强化结节；肝多发囊肿；双肾小囊肿；肝门区及后腹膜多发小淋巴结，不除外转移。

【诊断】

诊断：胆总管癌，腹腔淋巴结多发转移，梗阻性黄疸，肝内胆汁淤积性肝炎；慢性支气管炎，肺炎，高血压病 3 级（很高危），腔隙性脑梗死，营养不良，肝多发囊肿，双肾小囊肿。

诊断依据：①胆总管癌，腹腔淋巴结多发转移，梗阻性黄疸，肝内胆汁淤积性肝炎：患者 1 个月前开始无明显诱因出现纳差、厌

油腻，进食后上腹胀满不适。2 周前开始出现皮肤黄、尿黄如浓茶样，伴有皮肤瘙痒、灰白便。磁共振胰胆管成像见肝内外胆管扩张，胆总管占位。腹部增强 CT 提示肝内外胆管扩张，胆总管下段管壁增厚，恶性占位可能；胆囊壁增厚，胆汁淤积；肝内动脉期明显强化结节；肝多发囊肿；双肾小囊肿；肝门区及后腹膜多发淋巴结，不除外转移。②慢性支气管炎，肺炎，高血压病 3 级（很高危），腔隙性脑梗死，营养不良，肝多发囊肿，双肾小囊肿：患者既往史及化验检查结果支持上述诊断。

【治疗经过】

患者入院后肺部感染、肺炎（图 30-1）诊断明确，予以头孢米诺钠抗感染治疗后肺炎好转；同期给予输注复方甘草酸苷、还原型谷胱甘肽、多烯磷脂酰胆碱等药物保肝治疗，患者精神、食欲较入院前逐渐好转。患者具备经皮肝穿刺胆道引流术治疗适应证（图 30-2），遂于 2020 年 10 月 12 日行经皮肝穿刺胆道引流管植入术（图 30-3），术后第 2 日，患者出现胆系感染，给予头孢米诺钠抗感染治疗后病情好转。患者 2020 年 10 月 19 日出院，出院前 TBIL 下降至 339.2 μmol/L；出院后每日胆汁引流量为 300 ～ 500 mL，无发热，无腹痛、腹泻，无恶心、呕吐，无咳嗽、咳痰等不适症状。2020 年 12 月 14 日行数字减影血管造影引导下经皮肝穿刺胆道支架成形术，术中植入自膨式金属支架（8 mm × 60 mm）1 枚。术后患者恢复佳，TBIL 逐渐降至正常范围内（图 30-4）。

笔记

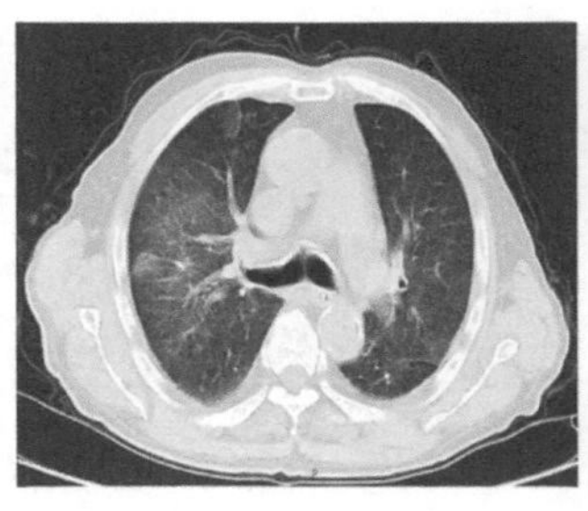
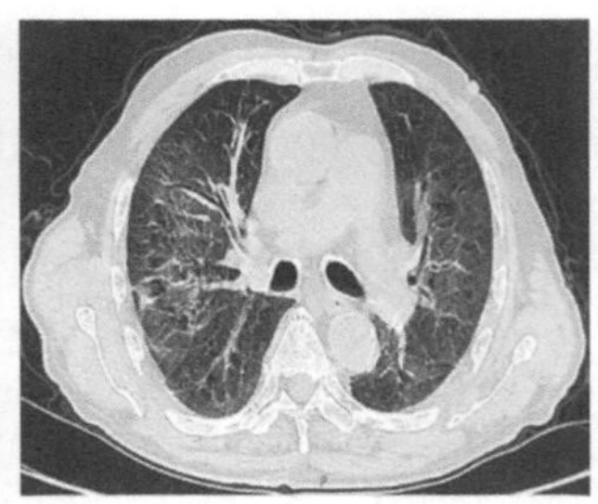

图 30-1 患者双侧肺炎、部分支气管扩张诊断明确

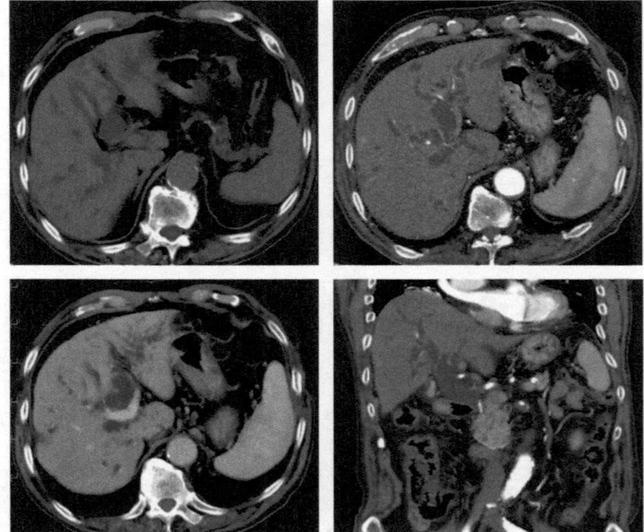

患者肝内外胆管扩张明显，胆总管上段截断，胆总管下段管壁增厚，肝内动脉期明显强化结节，性质待定。

图 30-2 患者具备经皮肝穿刺胆道引流术治疗适应证

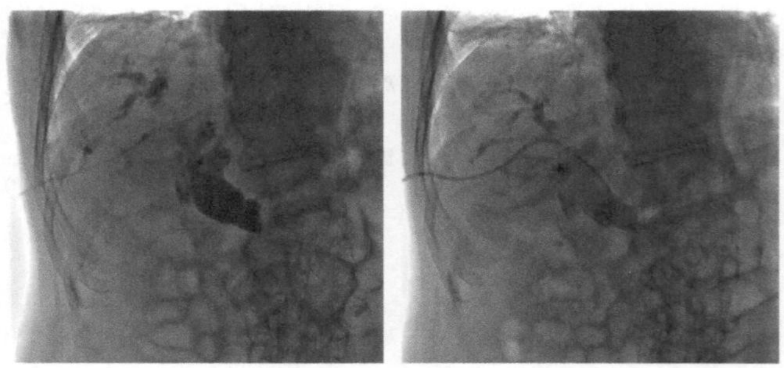

肝内外胆管广泛扩张，胆总管明显增粗，可见造影剂截断征，留置 7F 外引流管。

图 30-3 经皮肝穿刺胆道造影（2020 年 10 月 12 日）

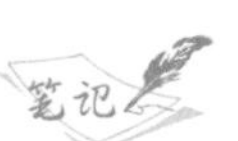

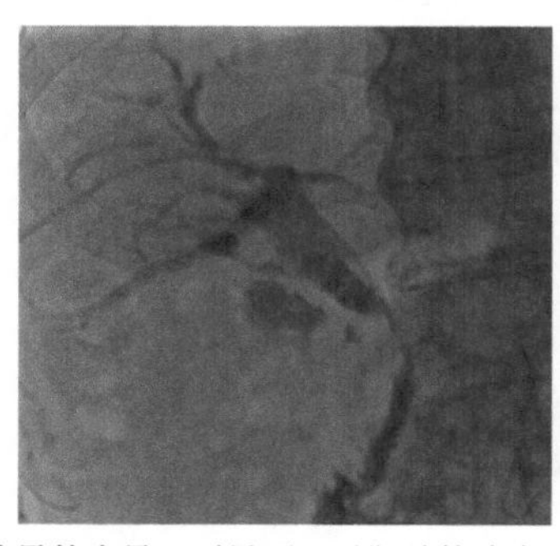
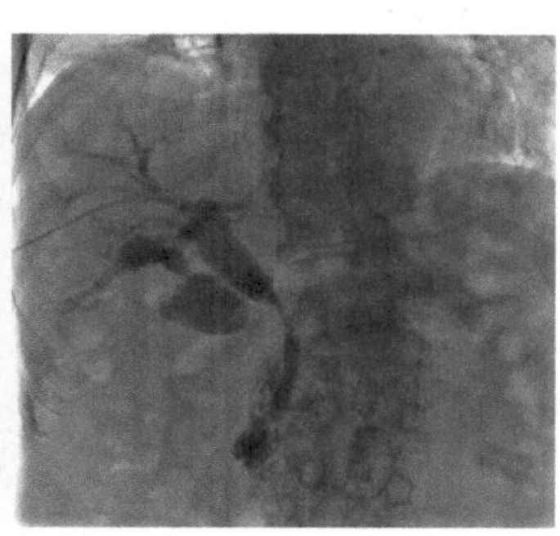

5F 多功能导管在导丝引导下通过胆总管狭窄段到达十二指肠内，造影可见十二指肠管及胆囊颈管、胆囊显影；精准定位后，植入自膨式金属支架（8 mm × 60 mm）1 枚。

图 30-4　数字减影血管造影引导下经皮肝穿刺胆道支架成形术（2020 年 12 月 14 日）

【随访】

患者门诊定期随访，生活质量可，于院外长期药物治疗中。

病例分析

患者为老年男性，胆管癌、恶性梗阻性黄疸诊断明确，合并多种基础病，胆道梗阻时间较长，经我院肿瘤介入科、肿瘤科及外科等多学科讨论会诊后，建议可先行经皮肝穿刺胆道引流术引流胆汁，解除梗阻，待肝功能好转、检查完善后，评估是否具备外科手术切除可能性。术前影像学检查提示梗阻点位于肝总管及以上水平，为高位梗阻，经过经皮肝穿刺胆道引流术治疗后，患者病情逐渐好转。因患者无法配合内镜逆行胰胆管造影途径下胆道内肿物组织学刷检术，故未取得组织学病理结果。充分引流 2 个月后邀请外科专家会诊，患者经皮肝穿刺胆道引流术术前及术后腹部增强 CT 均提示肝内存在 1 个强化结节，性质待定，不除外恶性，且该结节＜ 5 cm，无法行穿刺活检明确其病理性质，行外科根治性手术存在风险，且

患者及家属拒绝行手术切除，故于我科行经皮肝穿刺胆道支架成形术，术程顺利，术中及术后均无明显并发症。后续于外院行胆管癌系统治疗。

李常青教授病例点评

梗阻性黄疸是指由于胆道内或胆道邻近部位的良、恶性病变阻碍胆汁经由胆道流入十二指肠，引发胆道内压力增高，胆汁由肝细胞和毛细胆管逆流入血窦、窦周，使血中结合胆红素水平升高而引起的黄疸。恶性梗阻性黄疸常见病因为胆管癌、胆囊癌及胰腺癌等，原发性与转移性肝恶性肿瘤及淋巴结转移等也是恶性梗阻性黄疸的病因。对无法手术治疗的恶性梗阻性黄疸患者，经皮肝穿刺胆道引流及支架植入术是缓解黄疸的有效手段。通过经皮肝穿刺胆道引流术引流，使总胆红素水平下降后，再植入胆道支架来维持胆道的通畅，使胆汁流入肠道，恢复胆汁酸的肠肝循环，有助于提高患者对脂类食物的消化吸收，改善体质，提高生存质量，延长生存期。关于胆道肿瘤的治疗，有文献报道，胆道引流后在引流管内置入 ^{192}Ir 放射源行内照射 2 日后再植入胆道支架，有助于提高支架的远期通畅率。近年有学者应用胆道 ^{125}I 粒子条、粒子支架或在支架植入的基础上联合动脉内化疗药物灌注及光动力治疗等，取得一定疗效，但其长期疗效还有待临床进一步验证。近年来，以经皮肝穿刺胆道引流术通路行胆道内射频消融治疗的方式也逐步被应用于临床，射频消融后植入胆道支架，有望提高支架的远期通畅率，但目前其远期疗效证据较少。目前，可吸收胆道支架和胆道防反流支架也已进入临床应用，但尚未显示出其相对于传统胆道支架的优越性。

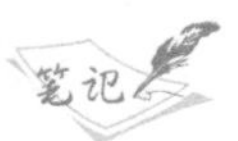

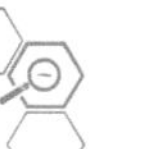

本例为典型的胆总管上段癌、恶性梗阻性黄疸的高龄患者，经过Ⅰ期经皮肝穿刺胆道引流术肝胆道外引流，Ⅱ期胆道支架植入，恢复了胆汁的内引流，患者的消化吸收功能得以改善，一般状态得到了恢复，生存质量得到了提高，为后续综合抗肿瘤治疗创造了条件。

【参考文献】

1. The Society of Interventional Therapy，China Anti-Cancer Association. Expert consensus of percutaneous transhepatic biliary drainage and stent implantation in treatment of obstructive jaundice（2018 Edition）. J Clin Hepatol，2019，35（3）：504-508.
2. LU J，GUO J H，ZHU H D，et al. Palliative treatment with radiation-emitting metallic stents in unresectable Bismuth type Ⅲ or Ⅳ hilar cholangiocarcinoma. ESMO Open，2017，2（4）：e242.
3. TSETIS D，KROKIDIS M，NEGRU D，et al. Malignant biliary obstruction：the current role of interventional radiology. Ann Gastroenterol，2016，29（1）：33-36.
4. BOULAY B R，BIRG A. Malignant biliary obstruction：from palliation to treatment. World J Gastrointest Oncol，2016，8（6）：498-508.

（段又佳　整理）

笔记

中英文缩写释义对照表

缩写	英文全称	中文释义
AFP	alpha-fetoprotein	甲胎蛋白
AIDS	acquired immunodeficiency syndrome	获得性免疫缺陷综合征
ARL	AIDS-related lymphoma	艾滋病相关性淋巴瘤
BCLC	Barcelona clinic liver cancer staging	巴塞罗那分期
BL	Burkitt lymphoma	伯基特淋巴瘤
CNLC	China liver cancer staging	中国肝癌分期
CR	complete response	完全缓解
CRT	concomitant radiochemotherapy	同步放化疗
CSCO	Chinese Society of Clinical Oncology	中国临床肿瘤学会
DLBCL	diffuse large B cell lymphoma	弥漫大 B 细胞淋巴瘤
EGFR	epidermal growth factor receptor	表皮生长因子受体
FGFR	fibroblast growth factor receptor	成纤维细胞生长因子受体
HAIC	hepatic arterial infusion chemotherapy	肝动脉灌注化疗
HCC	hepatocellular carcinoma	肝细胞肝癌
HIV	human immunodeficiency virus	人类免疫缺陷病毒
HPV	human papillomavirus	人乳头状瘤病毒
ICIs	immune checkpoint inhibitors	免疫检查点抑制剂
MDT	multi-disciplinary collaboration	多学科综合诊疗
NCCN	National Comprehensive Cancer Network	美国国家综合癌症网络
NHL	non Hodgkin lymphoma	非霍奇金淋巴瘤
ORR	objective response rate	客观缓解率
OS	overall survival	总生存期
PCI	percutaneous coronary intervention	经皮冠脉介入术
PCP	pneumocystis pneumonia	肺孢子菌肺炎
PD	progressive disease	疾病进展
PD-1	programmed cell death protein 1	程序性细胞死亡蛋白 -1
PDGFR	platelet-derived growth factor receptor	血小板衍生生长因子受体
PD-L1	programmed cell death-ligand 1	程序性细胞死亡 - 配体 1
PFS	progression free survival	无进展生存期
PR	partial response	部分缓解
PS	performance status	体力状况评分
PSE	partial splenic embolization	部分脾栓塞术
PVTT	portal vein tumor thrombus	门静脉癌栓
RCCEP	reactive cutaneous capillary endothelial proliferation	反应性皮肤毛细血管增生症
RFA	radiofrequency ablation	射频消融术
SD	stable disease	病情稳定
SVR	sustained virologic response	持续病毒学应答
TACE	transcatheter arterial chemoembolization	肝动脉化疗栓塞术
TKIs	tyrosine kinase inhibitors	酪氨酸激酶抑制剂
VEGF	vascular endothelial growth factor	血管内皮生长因子
VEGFR	vascular endothelial growth factor receptor	血管内皮生长因子受体